U0210523

专家与您面对面

慢性肝炎

主编 / 齐国海　付　涛

中国医药科技出版社

图书在版编目（CIP）数据

慢性肝炎 / 齐国海，付涛主编 . -- 北京：中国医药科技出版社，2016.1
（专家与您面对面）
ISBN 978-7-5067-7799-5

Ⅰ. ①慢…　Ⅱ. ①齐…　②付…　Ⅲ. ①肝炎 – 慢性病 – 防治　Ⅳ.
① R575.1

中国版本图书馆 CIP 数据核字 (2015) 第 216012 号

专家与您面对面——慢性肝炎

美术编辑　陈君杞
版式设计　大隐设计

出版　中国医药科技出版社
地址　北京市海淀区文慧园北路甲 22 号
邮编　100082
电话　发行：010-62227427　邮购：010-62236938
网址　www.cmstp.com
规格　880 × 1230mm $^{1}/_{32}$
印张　5 $^{1}/_{4}$
字数　83 千字
版次　2016 年 1 月第 1 版
印次　2016 年 1 月第 1 次印刷
印刷　北京九天众诚印刷有限公司
经销　全国各地新华书店
书号　ISBN 978-7-5067-7799-5
定价　19.80 元
本社图书如存在印装质量问题请与本社联系调换

内容提要

　　慢性肝炎怎么防？怎么治？本书从"未病先防，既病防变"的理念出发，分别从基础知识、发病信号、鉴别诊断、综合治疗、康复调养和预防保健六个方面进行介绍，告诉您关于慢性肝炎您需要知道的有多少，您能做的有哪些。

　　阅读本书，让您在全面了解慢性肝炎的基础上，能正确应对慢性肝炎的"防"与"治"。本书适合慢性肝炎患者及家属阅读参考，凡患者或家属可能存在的疑问，都能找到解答，带着问题找答案，犹如专家与您面对面。

专家与您面对面

丛书编委会（按姓氏笔画排序）

前言

"健康是福"已经是人尽皆知的道理。有了健康,才有事业,才有未来,才有幸福;失去健康,就失去一切。那么什么是健康?健康包含三个方面的内容,身体好,没有疾病,即生理健康;心理平衡,始终保持良好的心理状态,即心理健康;个人和社会相协调,即社会适应能力强。健康不应以治病为本,因为治病花钱受罪,事倍功半,是下策。健康应以养生预防为本,省钱省力,事半功倍,乃是上策。

然而,污染的空气、恶化的水源、生活的压力等等,来自现实社会对健康的威胁却越来越令人担忧。没病之前,不知道如何保养,一旦患病,又不知道如何就医。基于这种现状,我们从"未病先防,既病防变"的理念出发,邀请众多医学专家编写了这套丛书。丛书本着一切为了健康的目标,遵循科学性、权威性、实用性、普及性的原则,简明扼要地介绍了 100 种疾病。旨在提高全民族的健康与身体素质,消除医学知识的不对等,把健康知识送到每一个家庭,帮助大家实现身心健康的理想。本套丛书的章节结构如下。

第一章 疾病扫盲——若想健康身体好,基础知识须知道;

第二章 发病信号——疾病总会露马脚,练就慧眼早明了;

第三章 诊断须知——确诊病症下对药,必要检查不可少;

第四章 治疗疾病——合理用药很重要，综合治疗效果好；

第五章 康复调养——三分治疗七分养，自我保健恢复早；

第六章 预防保健——运动饮食习惯好，远离疾病活到老。

按照以上结构，作者根据在临床工作中的实践体会，和就诊时患者经常提出的一些问题，对100种常见疾病做了系统的介绍，内容丰富，深入浅出，通俗易懂。通过阅读，能使读者在自己的努力下，进行自我保健，以增强体质，减少疾病；一旦患病，以利尽早发现，及时治疗，早日康复，将疾病带来的损害降至最低限度。一书在手，犹如请了一位与您面对面交谈的专家，可以随时为您答疑解惑。丛书不仅适合患者阅读，也适用于健康人群预防保健参考所需。限于水平与时间，不足之处在所难免，望广大读者批评、指正。

编者

2015 年 10 月

目录

第1章　**疾病扫盲**
——若想健康身体好，基础知识须知道

第2章 发病信号
——疾病总会露马脚，练就慧眼早明了

第3章 诊断须知
——确诊病症下对药，必要检查不可少

第4章 治疗疾病
—— 合理用药很重要，综合治疗效果好

第5章 **康复调养**
　　——三分治疗七分养，自我保健恢复早

第6章　**预防保健**
　　——运动饮食习惯好，远离疾病活到老

第 1 章

疾病扫盲

若想健康身体好，基础知识须知道

什么是慢性肝炎

急性肝炎（乙型或丙型）迁延不愈，病程超过半年者，称为慢性肝炎。有的乙型肝炎起病隐袭，待临床发现疾病时已成慢性。

以往根据其症状体征及肝脏的病理改变分为慢性迁延性肝炎和慢性活动性肝炎。

肝炎就是肝脏发炎。引起肝脏发炎的原因有很多，常见的有以下几种情况。

（1）病毒感染：由多种肝炎病毒引起。具有传染性强，传播途径复杂，流行面广泛，发病率高等特点。目前病毒性肝炎主要分甲型、乙型、丙型、丁型和戊型肝炎五种，近年又发现有己型肝炎和庚型肝炎。其中甲型和戊型肝炎具有自限性，一般不会转为慢性，少数可发展为肝硬化。慢性乙型肝炎与原发性肝细胞癌的发病有密切关系。

（2）药物或化学毒物：许多药物和化学毒物都可引起肝脏损伤，发生药物性肝炎或中毒性肝炎。如双醋酚丁、甲基多巴、四环素以及砷汞、四氯化碳等。对肝脏的损害程度取决于药物或化学毒物的服用或接触剂量的时间，以及个体身体素质差异。长期服用或反复接触药物和化学毒物，可导致慢性肝炎，甚至肝硬化。

（3）酗酒：酒精能够引起肝炎。主要是由于酒精（乙醇）及其代谢产物乙醛的毒性对肝细胞直接损害造成的。据研究，如果每天饮入酒精含量达 150g 以上，持续 5 年以上者，有 90% 可发生各种肝损害；10 年以上则有约 34% 发生慢性肝炎，约有 25% 发展为肝硬化。欧美国家酗酒者较多，酒精性肝硬化约占全部肝硬化的 50% ～ 90%。我国情况要好一些。

（4）其他：很多全身性传染病都可侵犯肝脏，如 EB 病毒、细菌性传染病中的伤寒等，都可以引起血清转氨酶的升高或其他肝功能异常。但因这些疾病都有各自的特殊表现，而肝脏发炎仅仅是疾病中的一部分表现，故诊断多不困难，较少误诊为"肝炎"。

总之，肝炎是一个名称，包括许多病因不同的肝炎病症。但日常中由于病毒性肝炎最常见，大家对它也最熟悉，因此人们习惯地把病毒性肝炎简称为"肝炎"。

肝脏在人体的什么部位

人的肝脏位于腹腔中，大部分在腹腔的右上部，小部分在左上部，是人体最大的实质性腺体器官，一般重约 1200 ～ 1600g，约占成人体重的 1/50，男性比女性略重，胎儿和新生儿的肝脏相对较大，可达体重的 1/20。正常肝脏外观呈红褐色，质软而脆。肝脏形态呈一不规则楔形，右侧钝厚而左侧偏窄，一般左右径（长）约 25cm，前后径（宽）约 15cm，上下径（厚）约 6cm。上面突起浑圆，与膈肌接触，下面较扁平，与胃、十二指肠、胆囊和结肠相邻。肝上界与膈肌的位置一致，约在右侧第五肋间。肝脏有一定的活动度，可随体位的改变和呼吸而上下移动；肝下界一般不超过肋弓，正常情况下在肋缘下摸不到，有时在剑突下可触及，但一般不超过 3cm，而儿童多可在肋缘下触及。

肝脏的主要生理功能

肝脏的血液供应十分丰富，这和它担负着重要的生理功能是分不开的。有人把肝脏比作体内的"化工厂"，是有一定道理的。肝内进行的生物化学反应达 500 种以上，其主要生理功能包括以下几种。

（1）分泌胆汁

肝细胞不断地生成胆汁酸和分泌胆汁。胆汁在消化过程中可促进脂肪在小肠内的消化和吸收。如果没有胆汁，食入的脂肪约有 40% 从粪便中丢失，而且还伴有脂溶性维生素的吸收不良。

（2）代谢功能

①糖代谢。饮食中的淀粉和糖类消化变成葡萄糖经肠道吸收后，

肝脏就能将它合成肝糖原并贮存于肝脏，当机体需要时，肝细胞又能把肝糖原分解为葡萄糖供给机体利用，当血液中血糖浓度变化时，肝脏具有调节作用。②蛋白质代谢。肝脏是人体白蛋白唯一的合成器官。除白蛋白以外的球蛋白、酶蛋白以及血浆蛋白质的生成、维持和调节都需要肝脏参与。氨基酸代谢如脱氨基反应，尿素合成及氨的处理均在肝脏内进行。③脂肪代谢。中性脂肪的合成和释放、脂肪酸分解、酮体生成与氧化、胆固醇与磷脂的合成，脂蛋白合成和运输均在肝内进行。④维生素代谢。许多维生素如 A、B、C、D 和 K 的合成与储存均与肝脏密切相关。肝脏明显受损时会出现维生素代谢异常。⑤激素代谢。肝脏参与激素的灭活。当肝功能长期损害时可出现性激素失调，往往有性欲减退，腋毛、阴毛稀少或脱落。男性阳痿，睾丸萎缩，乳房发育；女性月经不调，还可出现肝掌及蜘蛛痣等。

（3）解毒功能

肝脏是人体内主要的解毒器官，它可保护机体免受损害。外来的或体内代谢产生的有毒物质都要经过肝脏处理，使毒物成为比较无毒的或溶解度大的物质，随胆汁或尿液排出体外。

慢性肝炎最常见的病因

临床上将肝炎急性期过后，病程超过 6 个月而肝脏炎症仍持续存在者，称为慢性肝炎。慢性肝炎多是从急性病毒性肝炎转变而来，机体自身免疫功能紊乱，长期应用损害肝脏的药物及机体对药物过敏，酗酒以及某种酶的缺乏，代谢紊乱等均可导致本病的发生。

不同肝炎病毒的急性感染，转变为慢性肝炎的可能性不同。甲型和戊型肝炎病毒感染者，在急性期过后，疾病自限，预后良好，不发生病毒持续携带状态，亦不转变为慢性肝炎或肝硬化。急性乙型肝炎约 15% 左右的患者转变为慢性肝炎，约 20% 发展为肝硬化，约 0.6% 发生肝癌。丙型肝病患者亦较多演变为慢性肝炎，据文献报道，丙型肝炎约有 36%（26% ~ 55%）转变为慢性。

由乙型肝炎病毒引起的慢性乙型肝炎，在各种病因所致的慢性肝炎中占80% ~ 90%，因此，乙肝病毒感染是慢性肝炎最常见的病因。

病毒性肝炎的分类

病毒性肝炎是由肝炎病毒引起。目前主要分甲型、乙型、丙型、丁型、戊型 5 种，分别由甲型肝炎病毒（HAV）、乙型肝炎病毒（HBV）、丙型肝炎病毒（HCV）、丁型肝炎病毒（HDV）、戊型肝炎病毒（HEV）五种病毒引起。近年又发现有己型肝炎和庚型肝炎。

甲型肝炎病毒主要从肠道排出，通过日常生活接触而经口传染；乙型肝炎病毒可通过各种体液排至体外，如通过血液、精液、阴道分泌物、唾液、乳汁、月经、泪液、尿、汗等，事实上已在患者病人的所有分泌物中查到乙肝表面抗原（HBsAg）。因此乙型肝炎的传播途径主要有三种：①母婴围产期传播：主要系分娩时接触母血或羊水和产后密切接触引起。②医源性传播：通过输血、血浆、血制品或使用污染病毒的注射器针头、针灸用针、采血用具而传播。③密切接触传播：通过性接触传播或通过破损的皮肤黏膜造成的密切接触传播。丙型肝炎病毒主要通过输血而引起，本病约占输血后肝炎患病率的70%以上。丁型肝炎传播途径与乙型肝炎基本相同，静脉注射毒品、男性同性恋、娼妓和经常应用血制品或肾透析患者，为本病的高危人群。戊型肝炎主要通过被污染的水源，经粪－口途径而感染。己型肝炎病毒至今尚未分离成功，其病原尚未确定。目前对己型肝炎既缺乏肯定的公认对象，又缺乏特异诊断方法，仍主要采用排除法，其传播的途径亦不十分明了。庚型肝炎的传播途径与乙型肝炎、丙型肝炎基本相同，因此庚肝病毒可与丙肝或乙肝病毒同时感染。

目前我国病毒性肝炎的流行情况

我国是病毒性肝炎高发区。在法定报告的传染病中,病毒性肝炎的发病率和死亡率均占首位。据统计,我国每年急性病毒性肝炎发病约 120 万例;现有慢性肝炎患者约 1200 万例;每年因肝病死亡的约 30 万例,其中 50% 为原发性肝细胞癌,绝大多数与 HBV 和 HCV 有关。按我国育龄妇女 HBsAg 阳性率为 7%,HBsAg 阳性母亲 HBV 围产期传播发生率为 40% 推算,每年约 60 万新生儿成为 HBsAg 携带者,其中 1/4 最终发展成包括肝硬化和原发性肝细胞癌在内的慢性肝病。根据 1988 年上海病毒性肝炎的门诊和住院费用推算,我国每年因病毒性肝炎所致的直接医疗费用达 300 ~ 500 亿元。

据对我国 11 个城市共计 1819 例急性散发性病毒性肝炎病例血清学分型表明,甲肝占 50.6%,乙肝占 24.8%,丙肝占 4.6%,戊肝占 8.6%,未分型占 11.4%。

肝炎时为何会发生黄疸

在胆红素(胆汁成分)的代谢过程中,肝细胞承担着重要任务。肝细胞具有摄取、结合、排泄胆红素的功能。当患肝炎时,肝细胞成为各种病毒侵袭的靶子和复制繁殖的基地，在机体免疫的参与下，肝脏大量细胞功能减退，受损坏死，致部分直接、间接胆红素返流入血。血液中增高的胆红素（34.2 μmol/L）把眼巩膜和全身皮肤染黄，形成黄疸。

无黄疸就不是肝炎吗

从肝炎的病原学、流行病学、病理学以及临床多方面观察，有黄或无黄只是症状不同，其本质仍是肝炎。

肝炎有无传染性并非由黄疸的有无和轻重来决定，而是与有无病毒血症的存在和病毒是否正在复制、血和肝脏内复制指标是否明显有关。以乙型肝炎病毒为例，只要乙肝病毒的复制指标 e 抗原（HBeAg）、去氧核糖核酸聚合酶（DNAP）及乙肝病毒去氧核糖核酸（HBV-DNA）等阳性持续存在，不管临床上是黄疸型，还是无黄疸型，它们对易感者的传染性是完全一样的。实验证明，乙肝表面抗原有 e 抗原双阳性的血清稀释到千万分之一时仍有传染性。这说明只要 e 抗原阳性，不论有黄或无黄，都有传染性。

从临床表现看，无黄疸型与黄疸型肝炎基本相似。只是无黄疸型肝炎发病隐袭，症状轻微，经过缓慢，这是因为患者免疫应答相对轻，所致肝细胞损伤程度及广度比黄疸型较轻微。

何谓阴黄和阳黄，与胆色素代谢有什么关系

中医学在《内经》中对黄疸已有初步认识。《素问·平人气象论》中指出："目黄者，曰黄疸。"黄疸的分类，在《金匮要略》中分为黄疸、谷疸、酒疸、女劳疸、黑疸五种。以后又有二十八候，九疸三十六黄的分类。说明前人通过实践，对黄疸这一症状的观察和描述是非常细致的。元代《卫生宝鉴》根据本证的性质，概括为阳证和阴证两大类，就是现代所说的"阳黄"与"阴黄"。此种辨证，对黄疸的鉴别诊断的治疗具有重要的指导意义。

正常血浆中的胆红素（主要是间接胆红素），含量极微，约在1.0mg% 以下（黄疸指数在 6 个单位以下）。如超过 2.0mg%（黄疸指数在 15 个单位以上），则巩膜、黏膜、皮肤出现黄染，称为黄疸。根据血中胆红素增加的质的不同（以间接胆红素为主还是以直接胆红素为主），可从发病机制上将黄疸分为溶血性黄疸、肝细胞性黄疸和阻塞性黄疸三种。临床上对这三种黄疸加以鉴别，有助于治疗。

从中医学对黄疸的病机、色泽、病程和治疗来看，"阳黄"应

属于以间接胆红素增高为主的黄疸（包括溶血性和肝细胞性黄疸），

"阴黄"则属于以直接胆红素增高为主的黄疸（如阻塞性黄疸）。

中医学认为黄疸的发生均与"湿"有关。《金匮要略》说："黄家所得，从湿得之。"并根据湿的来源，分为"湿从热化"和"湿从寒化"。前者发为"阳黄"，后者发为"阴黄"。

"阳黄"为从热化，与脾、胃、肝、胆有关，如功能失常，可导致内湿的生成。"热"为阳邪盛，正邪相搏而发病快，似属病毒性肝炎急性期。由于肝细胞发炎，不能摄取血中的间接胆红素加以处理使其变成直接胆红素，加之肝细胞内溶酶体释出 β－葡萄糖醛酸酶，使已结合的胆红素可部分重新分解成间接胆红素返回血中，使血中间接胆红素增高，如超过 2.0mg%，则巩膜、皮肤黄染。间接胆红素较难通过毛细血管壁，此时透过表皮组织观察皮肤色泽鲜黄如橘色，似属于中医学所说的"阳黄"类，治疗原则以清热解毒利湿为主。如常用的茵陈蒿汤（茵陈、栀子、大黄），其中茵陈含叶酸，对于肝有好处，茵陈主要增加胆汁分泌，有退黄作用；栀子有利胆作用，可降血中胆红素；大黄有促进肠蠕动，不利粪（尿）胆素原的重吸收，减少肝肠循环。

"阴黄"为湿从寒化。所谓"寒"为机体功能代谢活动过度减退造成，使湿盛阳微，寒湿瘀滞脾胃，阳气不振，胆液不循常道而外溢。

发病慢，病程长，似属阻塞性黄疸。由于经肝脏处理的直接胆红素不能经胆道排入肠腔而返流入血，此时血中以直接胆红素增高为主。直接胆红素易透过毛细血管壁，初期组织黄染较深，为"阳黄"。随着病程延长，血中直接胆红素持续增高，黄疸进行性加深，在组织中的胆红素可被氧化成胆绿素，皮肤色泽晦暗，则属于中医学所说的"阴黄"。治疗原则以健脾和胃，温化寒湿为主；若脾虚血亏，则健脾补益气血。必须指出，"阴黄"与"阳黄"是病变发展过程中不同阶段的表现，可以互相转化。

乙肝病毒携带者的来源

（1）乙肝病毒的母婴传播。绝大多数的母婴传播是在分娩的过程中经血或经口传播。但也有一部分胎儿通过胎盘感染，这些胎儿在出生时或出生后不久，血中乙肝表面抗原即可以为阳性。

（2）通过生活密切接触。可以通过两性间密切接触而传染。在我国，其主要途径可能是哺乳或成人咀嚼食物喂养婴幼儿。

（3）微量血液注射传播。我国农村大多数采用一个针管装疫苗多人次注射的办法，成为医源性传播乙肝病毒的一个重要途径。用未经严格消毒的针进行针刺治疗或注射毒品，也是乙肝病毒传播的常见途径。其他如修面、修脚等用具及洗漱用具被污染，也都是可能的传播途径。

（4）机体免疫应答能力低下。抵抗力弱的成人感染乙肝病毒后，虽未发生症状但也未能消除病毒，而且乙肝病毒 DNA 可以整合到组织细胞中更不易被消除。

无症状HBsAg携带者有几种情况，应怎样分别对待

无症状 HBsAg 携带者分为三种情况：①患过肝炎而本人全然不知。因其临床症状和肝脏损害轻微且很快痊愈，仅表现为病后的HBsAg 携带状态。②健康携带者。经多次反复化验肝功能均属正常，无任何症状体征，甚至做肝活检时亦未见病理损害，肝组织结构完整。③经肝活检病理诊断为慢性迁延性肝炎、慢性活动性肝炎。

第一类无症状 HBsAg 携带者应进行医学跟踪观察，每 3 个月复查一次肝功能，以便及时了解有无肝损害，若有则及时治疗。第二类可以照常工作、学习和生活，大部分人预后良好，经过一段时间后，随着机体自身免疫状态的改善可以自然转阴。而对第三类，经证实肝脏有病理损害后，应按现症患者对待，及时进行治疗。

我国病毒性肝炎的流行特点

中国预防医学科学院研究报告指出：①甲肝（HA）：人群总感染率为 8.9%，农村高于城市，城乡差异最大年龄段为 20 岁以下，西部地区高于东部沿海地区。②乙肝（HB）：人群中 HBsAg 阳性率 9.8%，男性高于女性，农村高于城市，东部沿海高于西部地区，长江以南高于长江以北。③丙肝（HC）：全国总感染率 3.8%，流行因素中有受血史者阳性率 3.76%，性传播为重要途径，无家族聚集现象，母亲 HCV 阳性对儿女影响很小。④丁肝（HD）：我国 HBsAg 携带者中 HDV 检出率平均 1.15%，无性别差异，城市高于农村，我国是世界上 HDV 感染极低区。⑤戊肝（HE）：目前尚无可靠检测试剂，在我国呈散发流行状态，华北、东北可能为高发区，抗 HEV 人群中随年龄增大而增高，20 ～ 59 岁多见，男性高于女性，青壮年发病率高。

甲型病毒性肝炎

甲型病毒性肝炎（简称甲型肝炎），主要是由粪－口（或肛－口），通过消化道传播的甲型肝炎病毒而得病。

人类感染甲肝病毒后，首先在消化道中增殖，在短暂的病毒血症中，病毒又可继续在血液白细胞中增殖，然后进入肝脏，在肝细胞内复制繁殖。于发病前 1 ～ 2 周，甲肝病毒由肝细胞的高尔基体排向毛细胞管，再通过胆管进入肠腔，从大便排出。在甲肝潜伏期和黄疸出现前数日是病毒排放高峰，处在这个时期的患者，尤其是无症状的亚临床感染者，是最危险的传染源。他们的粪便、尿液、呕吐物中的甲肝病毒，如果未经过很好的消毒处理，就会污染周围环境、食物、水源和健康人的手。另外，患者的手及带病毒的苍蝇，也能污染食物、饮用水和用具。一旦易感者吃了含有甲肝病毒的食品或被污染的饮用水，或生食用粪便浇灌过的蔬菜、瓜果等，均可患甲肝，引起暴发或散发感染。

甲肝一年四季均可发病，但以秋冬及早春季节发病率高，可能与秋冬大量上市的水产品有关。毛蚶、螃蟹等引起的甲肝暴发，都发生于冬、春季节；早春甲肝增多，可能与春节期间人口流动频繁有关。甲肝的流行每 7 年一个循环，并与社会经济条件有关。

🧑 为何儿童和年轻人易患甲型肝炎

正常人感染甲型肝炎病毒后，除了出现一系列症状体征外，体内同时会产生抗甲型肝炎病毒的抗体，这种抗体可以持续存在多年，也就是获得了较持久的免疫力，凡是体内有相当水平抗体的正常人，对甲型肝炎病毒的侵袭就有抵抗力。我国是甲型肝炎高发地区，甲型肝炎病毒感染率很高。30岁以上正常人群中，体内查到抗甲型肝炎病毒抗体者接近90%，也就是说30岁以上的成年人几乎都有了免疫力，故而不容易再患甲型肝炎。而多数15岁以下儿童和青少年由于体内没有抗甲型肝炎病毒抗体，因而对甲型肝炎病毒没免疫力，成为容易被感染的易感人群，在甲型肝炎流行时，这一年龄组的正常人群容易被感染而发病。因此应注射甲肝疫苗，以刺激产生HAV-IgG抗体，来预防甲型肝炎的发生。

甲型肝炎的流行特点

（1）甲肝感染率与社会经济状况和个人卫生习惯密切相关，发达国家甲肝抗体阳性率比发展中国家低，上层人群比下层人群低。

（2）在发展中国家，由于甲肝病毒感染一般多发生在幼儿和儿童时期，常常症状较轻，不易被发现，多为亚临床型；而发达国家，甲肝病毒感染则主要发生在成人，15岁以下儿童受染者极少，多为临床型。

（3）近年来，我国某些地区和城市，由于物质文化生活、环境卫生及居住条件的不断改善，甲肝人群免疫屏障有逐渐下降的趋势，易感人群增加，且向大年龄组推移，黄疸型及重型肝炎患病率上升，死亡率也随之增加，但某些生活贫困的农村，甲肝的发病对象，仍然主要是 10 岁以下的儿童。

乙型病毒性肝炎的基本特征

乙型病毒性肝炎（简称乙型肝炎）是由乙型肝炎病毒（HBV）引起的肝脏炎性损害，是我国目前流行最广泛、危害最严重的一种传染病。经济发展水平较低，卫生条件比较差是本病流行的基础。乙型病毒性肝炎遍及全球，乙肝表面抗原（澳抗）携带率，热带地区高于温带，男性高于女性。在未经免疫预防的国家里，儿童携带率高于成人，城市高于农村。传染源主要是患者及乙肝病毒无症状携带者，经血液、性接触和生活密切接触都是传播的重要方式。易感者感染乙肝病毒后约经 3 个月（6 周至 6 个月）发病。临床表现为乏力、食欲减退、恶心、呕吐、厌油、腹泻及腹胀，部分患者有发热、黄疸症状。约有半数患者起病隐匿，在查体中发现。肝功能异常，血清乙肝表面抗原（HBsAg）、乙肝病毒脱氧核糖核酸（HBV-DNA）、乙肝病毒免疫球蛋白 M（HBVIgM）、脱氧核糖核酸聚合酶均为阳性。

大部分乙肝患者经治疗后能痊愈，少数病程迁延或转为慢性，其中一部分可发展为肝炎后肝硬化甚至肝癌；极少数患者病程发展迅猛，肝细胞出现大片坏死，成为重型肝炎；另有一些感染者则成为无症状的病毒携带者。

乙型肝炎有何流行特征

由于人群对乙型肝炎普遍易感，因此本病遍及全球。本病无一定的流行周期，一年四季均可发病，多属散发。主要与有无流行、卫生习惯、居住条件、人群免疫水平和防治措施等有关。无症状乙肝病毒携带率热带地区高于温带，男性高于女性，儿童高于成人，城市高于农村。国内调查发现，HBsAg 的亚型具有一定民族性，汉族 adr 为多，adw 次之；蒙古族、维吾尔族、哈萨克族、回族是 ayw 亚型，几乎无 adr 亚型者，这对 HBV 的传播和演变规律的研究具有重要意义。我国是肝炎高发区，中南和华东部分省市为最高携带地区。全国抗 –HBs 阳性率为 27.4%，抗 HBc 阳性率为 49.8%；感染过 HBV 的总流行率为 57.63%。感染流行率随年龄的增长而增长，但 50 岁以后呈逐渐下降趋势。

乙肝病毒主要通过哪些途径传播

（1）经血液传播：如输入全血、血浆、血清或其他血制品，通过血源性注射传播。

（2）胎源性传播：如孕妇带病毒者通过产道对新生儿垂直传播；妊娠晚期发生肝炎的孕妇对胎儿感染等。

（3）医源性传播：如医疗器械被乙肝病毒污染后消毒不彻底或处理不当，可引起传播。用一个注射器对几个人注射时亦是医源性传播的途径之一。血源透析患者是乙型肝炎传播的对象。

（4）性接触传播：近年国外报道对性滥交、同性恋和异性恋的观察肯定，乙型肝炎的性传播是性伙伴感染的重要途径，这种传播亦包括家庭夫妻间的传播。

（5）昆虫叮咬传播：在热带、亚热带的蚊虫以及吸血昆虫，可能对乙型肝炎传播起一定作用。

（6）生活密切接触传播：与乙型肝病患者或病毒携带者长期密切接触，唾液、尿、血液、胆及乳汁，均可污染器具、物品，经破损皮肤、黏膜而传播乙型肝炎病者。

乙型肝炎发病的主要机制

乙型肝炎病毒（HBV）主要侵犯肝脏，在肝内繁殖复制，但对肝细胞无明显的直接损害作用。只有人体对侵入的 HBV 发生免疫反应才出现肝脏病变。细胞免疫、体液免疫及可能出现的自身免疫相互关联参与发病才能引起疾病。不同疾病类型以不同的免疫反应为主。

（1）急性肝炎：HBV 在肝细胞内繁殖，并不损伤肝细胞，肝细胞病变主要取决于宿主的免疫应答，确切机制尚待阐明。急性肝病患者的免疫功能正常，HBV 在肝细胞内复制，在肝细胞膜上表现为特异性抗原。HBsAg 可能是主要的靶抗原。肝细胞膜上的靶抗原与致敏的 T 淋巴细胞结合，通过淋巴活素杀死肝细胞，同时，特异性体液免疫应答产生抗体（如抗 –HBs），释放入血，中和病毒，将病毒清除，感染停止，疾病痊愈。

（2）慢性肝炎：乙型肝炎的病变主要由细胞免疫异常所致。细胞免疫的效应细胞是三种淋巴细胞，即自然杀伤细胞（NK）、细胞毒性 T 细胞（TC）及抗体依赖淋巴细胞。免疫效应所攻击的靶抗原为肝细胞膜上的抗原，如 HBsAg、HBcAg、肝特异性脂蛋白（LSP）及肝膜抗原（LMAg）等。

免疫调控细胞即辅助性 T 细胞（TH）与抑制性 T 细胞（TS），

其功能是调控免疫反应，其功能低下或亢进均引起免疫紊乱。多数学者检测的结果表明在慢活肝存在着抑制性T细胞功能低下或缺陷。免疫反应低下者所产生的抗 –HBs 不足以清除体内 HBV，病毒大量复制，持续不断地导致部分细胞病变，即为慢性迁延性肝炎。如宿主为免疫耐受状态，大量 HBV 在体内复制，已整合的 HBV 主要表达为 HBsAg。乙型肝炎核心抗原（HBcAg）较少表达，不引起宿主的免疫反应，肝细胞不受累，即为慢性 HBsAg 携带状态。

（3）重症肝炎：宿主的免疫反应亢进，产生抗–HBs 过早、过多，与 HBsAg 形成过多的复合物，导致局部过敏坏死反应（arthus 反应），肝细胞大块或亚大块坏死。或过多的 HBsAg– 抗 HBs 复合物在肝窦内沉积，造成微循环障碍，导致缺血坏死，波及全肝。除强烈的体液免疫反应外也发生相应强烈的细胞免疫反应。T 细胞介导细胞毒作用也发挥效应，促进肝细胞坏死，引起急性或亚急性重症肝炎。

乙型肝炎慢性化的因素

约 10% 的感染者常由急性变慢性或一开始就表现为慢性乙型肝炎。乙肝慢性化主要有以下几方面因素。

（1）最初感染乙肝病毒时的患者年龄。新生儿感染乙型肝炎病毒（HBV），约 90% ~ 95% 要成为慢性携带者；儿童期感染后约 20%，成人约 10% 发展为带毒状态。

（2）急性期隐匿起病的无黄疸型肝病患者比急性黄疸型肝病患者容易发展为慢性。这与不能得到及时休息和治疗有关系。

（3）免疫功能低下者。如肾移植、肿瘤、白血病、艾滋病、血液透析患者感染 HBV 后常易演变为慢性肝炎。乙肝急性期使用肾上腺糖皮质激素等免疫制剂治疗者，常能破坏患者体内的免疫平衡，也容易使急性肝炎转变为慢性。

（4）既往有其他肝炎或肝病史者或有并发症者，再感染 HBV 时不仅容易急转慢，而且预后较差，如原有酒精性肝硬化、血吸虫病、疟疾、结核、糖尿病等。

（5）其他因素。如急性期的肝病患者过度劳累、酗酒、性生活过度、吸毒、应用损害肝脏的药物、营养不良、有其他病原微生物的严重感染或滥用药品等均可由急性转为慢性。

临床上发现谷丙转氨酶（ALT）持续高水平超过一个半月不降者，急性肝炎 HBsAg 持续阳性在 12 周以上，HBeAg 阳性 8 ~ 10 周以上不转阴者，就可能发展为慢性乙肝。

为何乙肝病毒只侵犯肝脏

乙肝病毒具有嗜肝特性，以往只是从乙肝病毒能引起肝脏病变，导致肝坏死来认识的。后来找到了病毒在肝细胞内复制繁殖的证据，近年更认识到乙肝病毒与肝细胞之间存在着互相对应的嵌镶位点或称受体。专家们推测，当乙肝病毒进入感染者血中，首先形成乙肝病毒与聚合人血白蛋白的复合物。当复合物中的聚合人血白蛋白上找到肝细胞膜上的受体结合后，乙肝病毒就借助结合位点这座桥梁窜入肝细胞内。

研究发现，聚合人血白蛋白结合位点具有特异性。只有对乙肝病毒易感的人和黑猩猩的聚合人血白蛋白可与乙肝表面抗原结合。一些非易感动物如猪、羊、马、猫、鼠等，虽然血中和肝上均有聚合人血白蛋白成分，但都不能与乙肝表面抗原结合。

另外还发现 e 抗原阳性患者的血清中，聚合人血白蛋白受体的量特别多，而乙肝 e 抗体阳性患者血清中缺乏聚合人血白蛋白受体。聚合人血白蛋白受体与乙肝病毒的感染性有关。测定血中聚合人血白蛋白受体的数量目前已作为乙肝病毒在患者体内复制是否活跃的标志；测定慢性肝病患者血中的聚合人血白蛋白受体可判断慢性肝炎是否活动，是否有急性发作的旁证。

丙型肝炎病毒有什么特征

丙型肝炎病毒（HCV）是经血源性传播的一类肝炎病毒。HCV具有以下生物学特征：①感染者中 HCV 浓度极低；② HCV 在肝细胞内复制可引起平膜增生而形成管状结构；③可通过 80nm 滤膜，但不能通过 30nm 滤膜，因此推测其直径为 50～60nm；④对有机溶剂敏感，提示 HCV 含有脂类的衣膜；⑤经 1 ：1000 福尔马林 37℃ 96小时处理，加热 100℃ 5 分钟，60℃ 10 小时，其传染性消失。

丙型肝炎的传播方式与流行状况

本病呈世界性分布，据国外报道，90% 以上输血后肝炎和 25%以上急性散发性肝炎为丙型肝炎。我国目前由于献血员筛查的方法尚不够灵敏，输血后丙肝仍未引起足够的重视。

（1）经血传播：HCV 主要经血液或血液制品传播。输血后丙肝病毒的感染率与献血员的 HCV 携带状态有关。HCV 经血液制品传播也屡见不鲜。国内外报道有因输注第Ⅷ因子、第Ⅸ因子或纤维蛋白原而发生丙型肝炎者。

经常暴露血液者，如血友病患者，妇产科、外科医生、手术者，胸外手术体外循环患者，肾移植血液透析患者及肿瘤患者，均极易感染丙型肝炎。静脉毒瘾者亦是 HCV 感染的高危人群。

（2）性接触传播：研究发现丙型肝炎发病与性接触尤其与接触多个性伙伴明显相关。

（3）母婴传播：有学者研究认为母婴传播不如乙型肝炎多见，主要是家庭水平传播。

（4）日常生活接触：虽然经血传播是丙型肝炎最有效的传播方式，但至少 15%～30% 散发性丙型肝病患者，无经血或肠道感染史。丙型肝炎患者的精液、唾液及阴道分泌物中发现 HCVRNA 阳性。提示性接触和日常生活接触可能传播 HCV，但概率较低。

丙肝病毒是否可以发生母婴传播

丙肝病毒可以通过母婴传播，现已发现母亲体内高水平的病毒血症能促使丙肝病毒传播给下一代，妊娠后期急性丙肝病毒感染可促使母婴间传播，丙肝病毒的母婴传播主要发生在分娩过程中，围产期传播率为 10% 左右。正常分娩较经腹剖宫产更易导致婴儿丙肝病毒（HCV）感染。母乳喂养是否可以传播丙型肝炎，目前尚无证据证明。

丙型肝炎病毒的高危人群

丙型肝炎的高危人群是指经常肠道外暴露血液者，如血友病患者、静脉内滥用药物成瘾者、血液透析患者、骨髓和肾移植患者、心外科患者以及经常经皮注射的患者。据来自西班牙的报告，血友病患者、静脉内滥用药物成瘾者及血液透析患者，丙型肝炎病毒抗体阳性率分别为64%、70%及20%，较一般人群明显为增高。

何谓乙肝病毒和丁肝病毒 同时感染和重叠感染

如既往未感染过 HBV，且同时暴露 HBV 和 HDV，则发生 HBV、HDV 同时感染。如既往已感染 HBV，现为 HBsAg 无症状携带者或慢性乙型肝病患者，现又感染 HDV，则发生 HBV、HDV 重叠感染。

在 HBV、HDV 同时感染时，由于 HBV 复制是一时性的，因此，HDV 复制受一定限制，病情呈良性经过。其临床特点类似单纯 HBV 急性肝炎，但有时可见双峰型谷丙转氨酶升高，分别表示 HBV 和 HDV 感染。此类急性丁型肝炎发展成慢性的比例低于5%。但同时感染有时也可表现为重型或急性重型肝炎，主要见于毒瘾者。此类患者肝内大量合成丁型肝炎病毒抗原，与 HBV 呈相加作用，可导致肝细胞的严重损害，其临床经过较单纯 HBV 感染更为严重。

HBV、HDV 重叠感染多发生于慢性 HBV 感染者，其临床表现主要取决于受感染者原是 HBsAg 无症状携带者抑或慢性乙型肝病患者，如为 HBsAg 无症状携带者，则表现典型的急性乙型肝炎，但抗 –HBcIgM 为阴性，病情较单纯 HBV 感染严重，推测是由 HDV 大量复制所致。此类急性丁型肝炎约 70% ~ 90% 发展成慢性。如原为慢性乙型肝病患者，再重叠感染 HDV，可与慢性乙型肝炎的急性发作重合。由于此类患者 HBV 持续感染，HDV 在患者体内不断复制，使已受 HBV 损害的肝细胞病变更为严重，并加速向慢性活动肝炎和肝硬化发展。

丁肝病毒怎样传播

丁肝病毒与乙肝病毒的传播方式相似。

（1）通过输入带有丁肝病毒的血液和血制品，使用污染了丁肝病毒的注射器和针头。

（2）日常生活中密切接触含有丁肝病毒的体液或分泌物，通过破损的皮肤、黏膜感染，甚至可通过蚊虫叮咬等方式进入易感者血液。

（3）性接触：可能是异性恋、同性恋以及家庭配偶中丁肝病毒传播的重要方式。

（4）母婴传播：乙肝表面抗原和丁肝抗体阳性的母亲，其乙肝 e 抗原阳性者可直接将丁肝病毒传播给新生儿，表明丁肝病毒围产期传播仅在乙肝病毒活跃复制的条件下才有可能。

戊型肝炎的流行病学特点

戊型肝炎的流行病学特点与甲肝相似，但其传染性较甲肝为低。

（1）主要为粪 – 口途径传播，常引起大型暴发或流行。

（2）分流行性与散发性两种，以流行性为主，多由水源被污染所致。

（3）流行性戊型肝炎，有明显的季节性，多发生于雨季。

（4）主要为青壮年发病，儿童和老年人发病相对较少，男性发病率高于女性。

（5）发病与卫生水平明显相关。卫生水平差的军营发病率较高，士兵发病率高于军官。

（6）流行性戊型肝炎的孕妇病死率高，可能与其血清免疫球蛋白水平下降有关。

（7）本病主要发生在亚洲、非洲和中美洲的发展中国家，而北美和欧洲的一些发达国家尚未发现本病流行，因此，本病发病率与社会经济状况及个人卫生习惯密切相关。

（8）临床表现类似甲型肝炎，不发展成慢性，但病情多数较重，病死率 2.5%，明显高于甲型肝炎（0.1%）和乙型肝炎（0.9%）。

戊型肝炎病毒能否从母亲传给胎儿

戊肝病毒能否从感染母亲传给胎儿尚无定论，但很多事实已旁证垂直传播确实存在。如戊型肝炎妇女常发生流产和宫内死胎。不但暴发性肝功能衰竭患者胎儿和围产期病死率很高，非暴发性戊型肝病患者的流产和宫内死胎的发生率也很高，约 12.4%，推测均由于戊肝病毒宫内感染所致。

肝脏为何易受药物的损害

这是由于临床所用的绝大多数药物（特别是口服的非极性药物）均系通过肝脏的代谢作用将药物降解、灭活或转化为更易排泄的产物，这种药物代谢的过程统称为生物转化。药品的生物转化过程需经氧化、还原或水解以及结合的过程。在这一系列的过程中，需肝细胞内的多种酶参与。肝脏既是药物代谢的主要场所，又是药物毒性反应的主要靶器官，因此肝脏常易遭受药物的损害。

药物性肝炎的治疗药物

能引起不同程度肝损害的药物至少在 200 种以上，其中以中枢神经用药（如氯丙嗪、异丙嗪、氟烷等）、化学疗法药、磺胺药、异烟肼、利福平、对氨基水杨酸钠、抗生素（四环素、红霉素、竹桃霉素、新生霉素等）、解热镇痛药（对乙酰氨基酚、水杨酸类、保泰松、吲哚美辛等）、抗癌药（甲氨蝶呤、巯嘌呤等）、睾酮类口服避孕药、双醋酚丁和甲基多巴等为常见。其他如降血糖药、抗甲状腺药、降脂药（氯贝胆碱、吡卡酯），以及某些中药如苍耳子、黄药子、潼蒺藜等也可造成肝损害。据统计，药物性肝损害的病例，约占所有药物反应病例的 10%～15%，其发生率仅次于皮肤黏膜损害和药物热。

第 2 章

发病信号

疾病总会露马脚，练就慧眼早明了

肝病患者为何容易出血

肝病患者，特别是慢性肝炎和重型肝炎晚期，经常可见牙龈自发出血，流鼻血难以止住，皮肤出现瘀斑，注射针孔流血不止，便血，呕血，血尿，还可见血性胸水或腹水等，与以下几个原因有关。

（1）凝血因子合成减少：正常血液中存在着抗凝血物质和凝血因子，可使血液流动不被凝固，又可使出血部位及时止血。肝脏是制造 I、II、V、VII、IX、X 等凝血因子的器官，患肝炎时，凝血因子合成减少，从而使血液凝固能力降低。

（2）凝血因子消耗增加：肝细胞承担着清除凝血物质的能力，而肝炎使这种能力降低；炎症又要促进凝血活酶样物质释放，使凝血因子较平时的消耗明显增加。

（3）肝炎病毒激活免疫系统：损伤血管内皮，激活凝血系统，循环血液中大量微血栓的形成，致凝血因子消耗增加。

（4）有止血作用的纤维蛋白溶解：正常情况下，纤维蛋白的溶解酶要靠肝脏清除。肝炎严重时这种能力降低，促使纤维蛋白溶解而出血。

（5）血小板质量异常：血小板是血液中止血的基础物质。肝炎病毒和免疫复合物可抑制骨髓使产生血小板的量减少，质受损。另外，脾功能亢进以及血管内凝血可使血小板被破坏、消耗增多。

（6）内毒素血症与出血密切相关：肝炎特别是重型肝炎时，来自肠道的内毒素不能被肝脏滤过、解毒而进入血流，可使血液释放、血栓形成等引起弥漫性血管内凝血，凝血因子消耗增加。

（7）继发感染：重型肝炎和慢性肝炎使机体抵抗力下降，各种病原菌乘虚而入，引起肺炎、腹腔感染、皮肤脓肿、败血症及深部霉菌感染等。病原菌繁殖和感染时所产生的内外毒素和免疫物质结合，可激活凝血系统形成大量血栓，导致出血现象。

我国重型肝炎可由哪些病毒引起，死亡率情况

重型肝炎可由多种病毒引起。95%是由甲型、乙型、丙型、丁型与戊型肝炎病毒引起，但疱疹病毒、巨细胞病毒及 EB 病毒等也可导致本病的发生。肠道中"埃可（ECHO）"Ⅱ型病毒引起新生儿重型肝炎的死亡率相当高。

国内重型肝炎主要是乙型肝炎占 81.82%，其次是丙型肝炎占 14.88%，新生儿重型肝炎中 10% 由巨细胞病毒引起。肯定病原的重型肝炎中尚有 EB 病毒及巨细胞病毒＋乙肝病毒、巨细胞病毒＋甲肝

病毒、巨细胞病毒+EB 病毒、乙肝病毒 + 丁肝病毒、乙肝病毒 + 甲
肝病毒双重感染的新生儿重型肝炎综合征。

老年性肝炎的特点

60 岁以上的人患肝炎者称为老年性肝炎。主要特点包括以下几
方面。

（1）老年肝炎的发病率占总肝炎发病率的 2% ～ 3%。

（2）病原学检查也以乙型肝炎病毒为主，占 48.1% ～ 65.5%；丙、
丁、甲、戊型肝炎病毒的确切比例尚不清楚。

（3）黄疸发生率高，占 70% ～ 80%，程度较深，持续时间长。
青壮年患急性黄疸型肝炎的黄疸多在 2 ～ 4 周内消退，老年人则需
1 ～ 2 月。

（4）肝炎症状较重，重型肝炎发病率高，国外报道达
20% ～ 40%；合并其他脏器感染也多，如肺、泌尿系、腹腔霉菌、
细菌等并发症者达 50% 左右；部分病例初期像普通黄疸型肝炎，由
于并发症的影响，可使病情加重。

（5）淤胆型肝炎较多，转成慢性活动性肝炎的比例为 45% 以上，
肝硬化者占 25% 左右。

（6）病死率高，总预后较差。

（7）常见低血钠，当老年人出现肝炎同时有谵妄、幻觉、行动异常的情况时要检查血钠，并与肝昏迷做早期鉴别。

上述特点可能与老人生理机能相应减退、肝重量下降、肝血流减少、免疫力低下、肝细胞再生能力锐减、肝脏解毒功能及合成糖原、蛋白质，尤其是白蛋白的能力低下以及其他重要器官有慢性疾病及并发症等因素相关。对老年人出现肝炎症状时要及时就诊，首先要鉴别黄疸的性质，特别要警惕排除肝、胆、胰、肝周淋巴结肿大和原发性及转移性癌的可能。不管入院时病情如何，都应按重型肝炎对待。

小儿肝炎有何特点

小儿肝脏占身体的比重比成人相对较大，血供丰富，肝细胞再生能力强，但免疫系统不成熟，对入侵的肝炎病毒容易产生免疫耐受。因此，婴幼儿感染乙肝、丙肝后容易成为慢性携带者。据报道，通过母婴垂直传播感染乙肝病毒的婴儿有约 40% ~ 70% 可成为乙肝病毒长期携带者；3 岁以前水平传播而成带毒者的则占 20% ~ 30%。这些乙肝病毒携带者，感染丁肝病毒的机会较多，感染后会肝病加重，并促使其向肝硬化、肝癌转化。

临床上婴儿急性肝炎以黄疸型为主，持续时间较短，消化道症状明显，起病以发热、腹痛者多见。6月龄以内的肝炎患儿发生重型肝炎较多，病情危重，病死率高；高热、重度黄疸、肝脏缩小、出血、抽搐、肝臭是严重肝功障碍的早期特征，病期12天左右发生昏迷，昏迷后4天左右死亡。幼儿以轻型、无黄疸型或亚黄疸型居多，起病隐匿，常在入托查体时发现。

（1）年龄在 1 ~ 3 月龄者占90%。

（2）生理性黄疸消退不久马上出现（1月龄内）黄疸者占45.2%。

（3）隐匿起病者占61.9%。

（4）男婴多见。

（5）血清胆红素 85.5 ~ 171 μ mol/L 者占61.9%，以直接胆红素为主，消退缓慢。

（6）转氨酶高，以低酶多见；小于 83.35 μ mol/L（500 单位）者占78.5%，下降亦缓慢。

（7）并发症多，伴肺炎者占66.6%。

（8）及时治疗者预后较好。

小儿乙型肝炎的表面抗原阳性率高峰在 5 ~ 9 岁，而抗体阳性率的高峰在 10 ~ 15 岁。血清中表面抗原和 e 抗原的阳性率高于成人，肝脏中表面抗原的表达与成人相近，而 e 抗原的表达明显低于成人。另外 20% ~ 30% 的慢性乙型肝炎患儿有肝外系统表现，特别是肾损害，皮肤常见痤疮样皮疹。

休息和营养是小儿肝炎治疗的关键。患儿好动，不知疲倦，一定要用讲故事、听广播、看电视、做气功、午睡等方法安排好患儿的休息与活动。用易于消化吸收、富于营养和色香味美小儿爱吃的半流食提高食欲。当食欲恢复时，要控制进食量，以免伤及脾胃，影响肝脏康复。

胆汁淤积时为何会产生皮肤瘙痒

关于胆汁淤积时产生的皮肤瘙痒，有以下两种解释。

（1）过去认为胆汁淤积时，胆汁的成分如胆汁酸盐、结合胆红素及胆固醇等反流入血，随着血液循环流至全身，胆红素使皮肤、巩膜黄染，胆汁酸盐淤积于皮下并刺激末梢神经，引起皮肤瘙痒。

（2）自发现考来烯胺可减轻胆汁淤积性瘙痒症状后，人们开始认为胆汁淤积时因胆酸盐刺激神经末梢引起皮肤瘙痒的说法有不当之处。由于胆汁淤积时，高浓度的胆酸积聚于肝脏，使非胆盐性致痒原释放。根据是有人在实验性胆汁淤积时，发现肝脏中有高浓度的胆酸盐，高浓度的胆酸盐可诱导碱性磷酸酶的活性，并使胆汁分泌压减胍，细胞内的钙离子发生变化，细胞结构发生改变，在胆汁淤积的患者血清中，已发现高分子碱性磷酸酶的囊泡及肝细胞浆膜的成分。由于肝组织中高胆酸盐浓度引起的这种脱落物的作用，可供一种致痒原释放。

病毒性肝炎在临床上如何分型

甲、乙、丙、丁、戊、己、庚 7 型病毒性肝炎在病原学、血清学及临床经过、肝外器官损害等多方面有所不同，但其临床表现却颇相类似。临床上根据其表现上的共性，常做以下分型。

（1）急性黄疸型肝炎。

（2）急性无黄疸型肝炎。

（3）慢性肝炎：以往从病理角度又分为慢性迁延性肝炎和慢性活动性肝炎二型。1994 年底世界胃肠病大会建议将其分为轻、中、重三型。

（4）淤胆型肝炎。

（5）重型肝炎：包括急性、亚急性和慢性重型肝炎。

📋 病毒性肝炎的主要表现

（1）疲乏无力、懒动、下肢酸困不适，稍加活动则难以支持。

（2）食欲不振、厌油、恶心、呕吐及腹胀，往往食后加重。

（3）部分患者尿黄，尿色如浓茶，大便色淡或灰白，腹泻或便秘。

（4）右上腹部有持续性胀痛，个别患者可呈针刺样或牵拉样疼痛，于活动、久坐后加重，卧床休息后可缓解，右侧卧时加重，左侧卧时减轻。

（5）医生检查可有肝肿大、压痛、肝区叩击痛及黄疸表现。

（6）血清谷丙转氨酶及血中总胆红素升高有助于诊断。也可进一步做血清免疫学检查以明确肝炎类型。

📋 肝肿大就是肝炎吗，所有肝病患者肝脏都有肿大吗

正常人的肝脏一般在肋缘下触不到，但腹壁松软的患者，在吸气时可于肋弓下触及肝下缘，但不超过1cm。在剑突下可触及肝下缘，多在3cm以内，极少数腹上角较锐的瘦高者剑突下可达5cm。如果超出上述标准，且叩诊肝上界正常（大约在第五肋间）或升高，则

提示肝肿大。

肝肿大可分为弥漫性及局限性，弥漫性肝肿大见于肝炎、肝瘀血、脂肪肝、早期肝硬化、布加综合征、白血病、血吸虫病、华支睾吸虫病等。局限性肝肿大常可看到或触到局部膨隆，见于肝脓肿、肝肿瘤及肝囊肿（包括肝包囊虫病）等。因此说单纯肝肿大并不一定就是肝炎，要进一步确诊，还应参考其他症状、体征及血液化验检查。

肝炎患者肝脏会肿大，但临床查体并不是所有的肝炎患者肝脏都可触及肿大。如有的急性肝病患者并无肝肿大体征。患急性肝炎过程中，肝脏充血水肿，在肝组织中有淋巴细胞、单核细胞及中性粒细胞浸润，肝细胞呈肿胀，气球样变。因此，急性肝炎时肝脏肯定较原先肿大，但在临床上所谓"肝大"是以肝脏上下界距离是否超过 9～11cm、肋缘下是否触及、剑突下边缘是否超过 3cm 为依据。肝脏是立体的实质器官，如果肝脏是前后径和左右径增大，则在肋缘下就不易触及。加上肝脏下缘的位置随患者体型而变化，又受是否动态观察等因素影响，因此从这种意义上讲，并不是所有的肝病患者都有肝肿大表现。

肝病患者为何会有肝区痛

肝胆均由腹腔神经丛交感支、迷走神经腹支和脊髓神经的膈神经支配。肝胆组织中分布着许多内脏神经的感受器。肝脏一旦发生炎症或接受压力、温度或化学性刺激，就可形成冲动传入大脑，产生疼痛、钝痛甚至绞痛或针刺样、烧灼样感受。肝包膜上的神经与膈神经相连，属脊髓感觉神经支配。急性肝病患者由于肝脏充血肿胀、渗出和肝细胞坏死，使肝脏外的包膜极度撑开，撑紧的肝包膜刺激神经后产生胀痛、钝痛、重压感或针刺样疼痛，体检时患者常诉有触压或叩击痛。慢性肝炎或肝炎恢复期时，肝肿胀引起肝包膜的紧张度已相应缓解，肝脏功能已明显好转或正常。但患者仍常感到肝区有隐痛，阵发性刺痛或灼热感。而在做其他事情分散注意力后可缓解或消失。这可能是由于久病后大脑已形成疼痛的固定兴奋灶，一时难以消退。

肝区痛就是得了肝炎吗

有肝区痛者不一定就是得了肝炎。发生肝区痛时应考虑到以下几种原因与肝炎加以鉴别。

（1）固定性书写体位，可使肋间肌肉受压产生局部疼痛。

（2）由肠道病毒近期感染引起的流行性胸疼。

（3）带状疱疹。

（4）胸壁的意外撞击引起胸壁挫伤、肋骨骨折。

（5）肋间神经痛、肋间肌损伤、胸壁结核及其他疾患。

（6）胸膜和肺组织病变，如肺癌、结核性胸膜炎、气胸、肺栓塞及肺炎剧烈咳嗽所致。

（7）肝胆疾病：肝癌、胆管癌及胆石症、中毒性肝炎、胆道感染、肝脓肿。

（8）膈下脓肿、右肾肿瘤及胰头癌等。

总之，有肝区痛时要及时到医院就医，及早检查确诊。

黄疸是怎么回事，什么情况下会出现黄疸

临床上把皮肤、巩膜和小便黄染称为黄疸。这是由于血液中的胆红素（包括间接胆红素和直接胆红素）含量增多引起的。因为胆红素的颜色是黄的，因此会出现黄疸。那么，什么情况下血中胆红素会增多呢？①如果红细胞破坏太多，血中的间接胆红素就会增加，从而引起溶血性黄疸。②如果肝脏有病，不能摄取、加工间接胆红素，

则间接胆红素也会增加；且肝脏有病时，在肝内已经形成的直接胆红素不能排至胆道，则会逆流到血液中，使血液中的直接胆红素增多，发生肝细胞性黄疸。③如果胆道有梗阻，直接胆红素排不到肠道中，血中的直接胆红素也会增加，引起阻塞性黄疸。

临床上遇到一个黄疸患者，首先要弄清患者是否有黄疸，再判断黄疸的程度如何，进一步明确黄疸的性质，最可靠的方法就是检测血清中胆红素的含量。当胆红素含量超过正常值时，表明有黄疸存在，血中胆红素含量越高，就表明黄疸越重。

为何肝病患者出现黄疸时皮肤、巩膜和小便发黄而唾液却不发黄

肝病患者血清胆红素超过34.2 μmol/L（2mg/100ml），就可使皮肤、黏膜出现黄疸。临床上黄疸首先出现于眼结膜及巩膜，其次是口腔的硬软腭和黏膜。胆红素是一种黄染的色素，需要和蛋白质结合才能较持久地使体液、组织和脏器染黄。由于胆红素和含弹性硬蛋白的组织结合最紧密，因此巩膜、血管、韧带、睑板和皮肤等一旦被染黄，消退较缓慢。唾液、脑脊液由于含蛋白量极少，胆红素与蛋白结合的量也极少，因此黄疸患者的唾液和脑脊液能够保持原有的颜色而

不被染黄。小便发黄是由于部分胆红素要经过肾脏排泄而随小便排出的结果。

甲型肝炎的主要临床表现，如何确定诊断

临床观察肝功能检验及有关血清研究证明，感染了甲型肝炎病毒之后，不一定都出现典型的临床症状，即不一定都被发现。有相当一部分患者，感染后没有任何症状，甚至肝功能检查也正常，而到恢复期却可产生抗甲型肝炎病毒抗体。另一部分患者经过 2 ~ 6 周的潜伏期，才出现临床症状，但不同的患者临床表现可有不同。如有的患者有发热、关节痛、乏力、食欲不振、恶心甚至呕吐、腹胀、腹泻等，数日（一般 1 周）后出现黄疸，表现为尿色发黄和皮肤巩膜黄染，这种为急性典型甲型肝炎。有的患者则症状很轻，不出现黄疸，只是在检查肝功时发现转氨酶升高，称为亚临床型；有的患者无症状，转氨酶只有短暂升高后即恢复正常，或根本不升高，而只有抗甲型肝炎病毒免疫球蛋白 M（IgM）抗体 1 ：4000 以上阳性，到恢复期 IgM 抗体消失，代之以抗甲型肝炎病毒免疫球蛋白 G（IgG）抗体阳性。

甲型肝炎的诊断依据：①在患者粪便中检出甲型肝炎病毒颗粒。②在发病早期，患者血清抗甲型肝炎 IgM 抗体阳性。③流行病学指

征阳性，也可考虑为甲型肝炎；如有肝炎暴发流行，流行规律符合甲肝，并除外乙型肝炎者。

甲型肝炎临床表现复杂多样，有的患者甚至无症状，故给诊断带来一定困难，不但要参考接触史，所在地区甲型肝炎流行史、患者的症状和体征，而且还要做肝功能检查和血清学测定，后者尤其是确诊甲型肝炎的依据。应用放免法检测，稀释度为 1：4000IgM 仍为阳性者，是早期感染的依据；如果同时应用抗甲肝病毒 IgM 抗体作为确诊手段，则可以区别是新近感染或是恢复期获得性免疫。一般来说，IgM 大于 IgG 时属新近期，若 IgG 大于 IgM 则为恢复期。这种特异性血清学指标的应用，使甲型肝炎的诊断更为快速，更加准确。不但急性典型病例可以根据抗甲型肝炎病毒 IgM 抗体阳性加以确诊，而且亚临床型的缺乏临床症状，转氨酶正常的病例，也可以根据抗体的阳性而确定诊断。

乙型肝炎黄疸越深传染性就越强吗

乙型肝炎不论急性和慢性都可表现为黄疸型或无黄疸型。黄疸型的黄疸深浅主要决定于毛细胆管阻塞程度和肝细胞坏死阻塞胆道通路的情况。

淤胆型肝炎时黄疸虽深，但患者一般情况往往较好，只有当持续黄疸或黄疸急剧增高时，病情加重可引起胆汁性肝硬化的后果。绝大多数乙型肝病患者黄疸加深与肝细胞坏死程度相平行，黄疸越深，临床症状越重，病情可向急性或亚急性重型肝炎发展，但不意味着传染性强。由此可见，黄疸的深浅只与病情的轻重有关，与传染性则没有直接联系。乙肝的传染性与乙肝病毒血症和乙肝病毒是否复制活跃有关，临床上与"二对半"的指标变化有关。一般认为，不管患者是黄疸型或无黄疸型，也不管是急性或慢性，只要HBsAg、HBeAg 及抗–HBc 均呈阳性，其传染性就较强，传染性强弱还与血中存在 HBV–DNA 和 DNA 聚合酶的多少有关。

乙型肝炎的其他肝外表现

乙型肝炎是一种全身性疾病，除最常见的肝脏病变外，还可引起其他组织和器官的损害。与乙肝病毒有关但机制尚不明的肝外表现有：①心脏表现：临床常有进行性心脏扩大，持久性低血压，肺水肿及骤死。心电图异常有低电压、心电轴左移、T 波改变、P–P 间期延长及 Q–T 及一些心律失常，包括室性早搏、心房纤颤、心房扑动、窦性心动过速或窦性心动过缓等。②肺部表现：病毒性肝炎肺部唯一的表现是少量胸腔积液，为渗出液，多见于临床表现的乙型肝病患者，也可见于 HBsAg 阳性的无黄疸患者，提示积液为血清病样综合征的部分表现。肝炎痊愈后胸腔积液自动消退。③胃肠道表现：急性病毒性肝病患者常见轻度肥厚性（增生性）胃炎，亦少见肝炎合并严重的急性弥漫性出血性坏死性小肠炎的报道。④胰腺病变：急性病毒性肝炎常与急性胰腺炎并存，胰腺常见从轻度的炎症水肿到严重的出血性胰腺炎。⑤血液系统的表现：病毒性肝炎可导致两种血液改变，一是轻度改变，肝炎痊愈就能恢复；另一种是少见的严重病变，可导致死亡。可发生再生障碍性贫血、单核细胞缺乏症、严重的溶血性贫血、镰状细胞贫血。⑥神经系统表现：急性重型肝病患者有多种神经系统表现，急性肝病患者少见。常见无菌性脑膜炎、脑炎、脊髓炎等，比较常见的为多发性神经炎。⑦生殖系统表现：病毒性肝病患者子宫颈细胞可发生异常，少数容易发生癌变。

丙型肝炎的临床表现

（1）潜伏期约为 2 ~ 26 周，平均 7.4 周。输Ⅷ因子引起的丙型肝炎，潜伏期 7 ~ 33 天，平均 19 天。

（2）丙肝较乙肝为轻，多为亚临床无黄疸型，转氨酶峰值较低，大多数患者不易被发现。

（3）丙肝常见单项转氨酶（ALT）升高，且长期持续不降或反复波动。

（4）短潜伏期丙肝，病情较重，症状突出，常有黄疸，但较少发展为慢性化。长潜伏期和轻型或无黄疸型丙型肝炎，易发展成慢性。

（5）丙型肝炎病毒感染较乙型肝炎病毒感染更易慢性化。据观察研究，约40%～50%发展成为慢性肝炎，25%发展成为肝硬化，余为自限性经过；从HCV发展成慢性肝炎平均约为10年，肝硬化平均约20年，少数患者恶变成为原发性肝细胞癌需30年。

（6）虽然一般丙型肝炎经过较轻，但亦可见急性丙型肝炎暴发型与亚急性经过，或慢性迟发性肝功衰竭等严重表现，而丙型暴发肝炎时与乙型肝炎不同，HCV仍处于高度复制状态。

丁肝的临床表现

丁肝的临床表现与以下肝病毒的感染方式有关，现按丁肝病毒的感染方式分别说明。

（1）丁肝病毒与乙肝病毒同时感染，将可能出现下列两种情形。

①急性丁肝病毒相关肝炎：临床及生化特点与单纯乙肝相似，

症状较轻，肝组织损害不十分严重。

②急性重型肝炎：临床症状及肝损害严重，病死率高。这是因为急性乙肝病毒血症时间延长，乙肝病毒复制增多，为丁肝病毒复制提供了良好的条件。

（2）重叠感染丁肝病毒

①自限性肝炎：一般临床症状不严重，病程较短，有自限和恢复的倾向。乙肝表面抗原携带者是丁肝病毒攻击的目标。

②慢性进行性丁型肝炎：即为慢性乙型肝炎恶化或无症状的乙肝病毒携带者演变为进行性活动性肝炎，病情严重，呈进行性发展。可发展为肝硬化，预后差。

重症肝炎的临床表现

重症肝炎根据临床表现分为急性重型肝炎和亚急性重型肝炎。

（1）急性重型肝炎：通常以急性黄疸型肝炎起病，病情在10天内迅速恶化，出现①黄疸迅速加深；②明显出血倾向；③肝萎缩，可有肝臭，肝浊音界进行性缩小；④神经系统症状有烦躁，谵妄，定向力、计算力障碍，嗜睡，以至昏迷，多数患者有脑水肿；⑤肝肾综合征，尿少，尿闭及氮质血症。化验检查：肝功能严重损害，血清胆红素在 171μmol/L 以上，凝血酶原时间显著延长，血清胆碱酯酶、胆固醇及胆固醇酯降低，急性黄疸型患者，如出现高热，严重消化道症状（如食欲极度缺乏，频繁呕吐，腹胀或有呃逆），极度乏力，同时出现行为异常，性格改变，意识障碍，精神异常等昏迷前驱症状时，即应考虑本病。或黄疸很轻，甚至尚未出现黄疸，但肝功明显异常，又具有上述消化道和精神症状者，亦应考虑本病。常合并消化道出血、脑水肿、感染及急性肾功衰竭而死亡。病程一般不超过 14 天。

（2）亚急性重型肝炎：急性黄疸型肝炎，起病后超过 10 天以上，8 周以内，具有以下指征者。①黄疸迅速上升（数日内胆红素上升大于 171μmol/L），肝功能严重损害（ALT 升高或有酶胆分离，白、球蛋白倒置，丙种球蛋白升高），凝血酶原时间明显延长或胆碱酯酶活力明显降低；②高度无力及食欲明显减退，顽固性恶心呕吐，重度腹胀及腹水，明显出血倾向、烦躁或嗜睡等。可因发生肝昏迷、肝肾综合征而死亡或发展为坏死后肝硬化。

肝炎患者为何会有厌食的症状

肝炎的急性期，肝脏受损后，肝细胞肿胀破坏，导致胆汁在肝内淤积，从而使胆汁分泌减少，导致对脂肪的消化吸收能力下降，因此患者出现厌油腻及纳食差的临床表现。

同时肝炎急性期，胃肠道黏膜出现水肿，甚或黏膜表现变性，影响胃肠道的消化功能。另外，由于肝脏功能受损，与消化相关的一些酶的生成和分泌减少，活性降低，因此食物的消化吸收受影响。

肝炎还可以导致胃肠的动力学改变，使其蠕动功能减退，导致胃肠排空延迟。因此，患者饭后常有上腹胀闷感。

第 3 章

诊断须知

确诊病症下对药，必要检查不可少

什么是肝功能检查，有何临床意义

　　肝功能检查是通过各种生化试验方法检测与肝脏功能代谢有关的各项指标，反映肝脏的功能基本状况。肝脏具有多种代谢功能，被喻为人体内的"中心实验室"。其中某些特殊代谢为肝脏所特有。肝功能试验方法很多，说明了某些试验方法的特异性不强。临床上分析肝功能检查结果时，评价肝功能是否正常，需要考虑以下几个问题。

　　（1）肝脏储备能力很大，具有很强的再生和代偿能力，因此肝功能检查正常，不等于细胞没有受损，反之当肝功能检查异常时，必然反映肝脏有广泛的病变。

　　（2）目前还没有一种试验能反映肝功能的全貌，因此在某些肝功能受损害时，对其敏感的某个肝功能检查首先表现出异常，而其他肝功能试验可能正常，因此临床上常同时做几项肝功能检查。

　　（3）某些肝功能试验并非肝脏所特有。如转氨酶、乳酸脱氢酶在心脏和骨骼肌病变时，亦可以发生变化。因此在判定肝功能试验结果时，要注意排除肝外疾病或其他因素。

测定血清总蛋白及白、球比值有何临床意义

　　肝脏是蛋白质代谢非常旺盛的器官，是合成血浆蛋白的主要场所，除全部血清蛋白外，还有部分 γ - 球蛋白和 β - 球蛋白也在肝内合成。当肝有病变时，合成蛋白质的功能出现障碍，血清蛋白减少，导致血清总蛋白降低。但由于炎症，肝细胞破坏或抗原性改变刺激免疫系统而致 γ - 球蛋白增高，弥补了血清蛋白减少的部分，这时总蛋白量可能变化不大，但白蛋白与球蛋白的比值（A/G）可能变小。为了反映肝功能的实际情况，在做血清总蛋白测定的同时，还要测白、球比值。

　　正常人血清总蛋白为 60～75g/L，白蛋白为 40～55g/L，球蛋白为 20～30g/L，A/G 比值约为 1.5～2.5 ∶ 1。在分析上述指标的检测结果时，要结合临床考虑以下几种情况。

　　（1）急性肝脏损害的早期或病变范围较小时，血清总蛋白、白蛋白、球蛋白及 A/G 比值仍可正常。

　　（2）慢性肝脏疾患时，如慢性肝炎、肝硬化及肝癌等，常出现白蛋白减少，球蛋白增加，A/G 比值减小甚至倒置，上述改变可随病情加重而更加明显。人血白蛋白和 A/G 比值的动态观察可提示病

情发展和估计预后。

（3）血清蛋白量和质的改变可见于某些肝外疾病，如总蛋白或白蛋白减少可见于肾病综合征、大面积烧伤、恶性肿瘤、甲状腺功能亢进、长期慢性发热及营养不良等；球蛋白增加可见于黑热病、血吸虫病、结缔组织病及慢性感染等。

为何要进行肝穿刺，对身体有害吗

肝穿刺既是一种检查方法，也是一种治疗手段。当临床遇有一些诊断不明的肝脏疾患时，应考虑做肝穿刺。如疑为肝炎而难以确诊者或需进行病理检查协助分型者；长期低热病例，经全面检查已排除其他病患，而为肝病所致者；肝肿大和（或）脾肿大原因不明者，或需与肝结核、脂肪肝等疾患相鉴别者；病毒性与药物性所致肝损害情况不明者等。另外，肝脓肿患者可通过肝穿刺抽出脓液，同时还可通过穿刺针注入药物治疗，从而使一部分患者免受手术之苦。

肝穿刺术后有的患者会有短暂肝区痛或肝穿部位疼痛，但一般反应轻微，不需处理，经过 24 小时可自行缓解。目前有些医院已采用 B 超引导下的细针穿刺，优点是损伤小，定位准确，对肝内占位性病变确定其性质尤为适用。有人认为肝穿刺会损伤"元气"，因而当医生提出要做肝穿刺时，患者往往精神很紧张，顾虑重重，术后也常感到这样或那样不适；当医生向患者作详细的解释之后，不适感会很快消失，这说明精神因素占很大比例。但是当患者如有出血倾向或其他禁忌证时，则应缓做或不做。

肝病患者是否需要做常规B超检查

B超对于病毒性肝炎缺乏特异性诊断，只有一定的辅助诊断。临床已确诊的病毒性肝病患者没有必要常做B超检查。只有怀疑早期肝硬化、癌变或难以除外单纯性肝、胆、胰及肾新生物和占位性病变及转移癌者，B超则有较特异的鉴别诊断意义。

肝病患者是否需要做常规CT检查

CT检查有较高的分辨力，对肝内占位性病变，原发和转移肿瘤的生长方式、形态、轮廓、钙化、出血、坏死、囊变和血运情况都可以显示出来。在注射造影剂的条件下甚至可发现1cm左右的早期肝癌。CT检查还可以用于鉴别黄疸患者是外科性（阻塞性）的还是内科性的。因此 CT 检查不是肝病患者的常规检查方法，只有慢性肝炎、肝硬化患者需排除早期癌变或怀疑肝癌和鉴别黄疸性质时才有做 CT 检查的必要。

肝功能检查包括哪些内容

提到肝功能人们马上就会想到转氨酶，甚至有人认为转氨酶就是肝功能，其实肝功能的种类很多，反映肝功能的试验已达 700 余种，新的试验还在不断地发展和建立，主要包括四大类。

①反映肝细胞损伤的试验：包括血清酶类及血清铁等，以血清酶检测常用，如谷丙转氨酶（ALT）、谷草转氨酶（AST）、碱性磷酸酶（ACP）、γ - 谷氨酰转肽酶（γ-GT）等。临床表明，各种酶试验中以 ALT、AST 能敏感地提示肝细胞损伤及其损伤程度，反应急性肝细胞损伤以 ALT 最敏感，反映其损伤程度则 AST 较敏感。在急性肝炎恢复期，虽然 ALT 正常而 γ-GT 持续升高，提示肝炎慢性化。慢性肝炎 γ ~ GT 持续不降常提示病变活动。

②反映肝脏排泄功能的试验：检测肝脏对某些内源性（胆红素、胆汁酸等）或外源性（染料、药物等）高摄取物排泄清除能力，临床的检测以胆红素定量最为常用，总胆红素大于 17.1 μmd/L 为黄疸

病例，如果胆红素进行性上升并伴 ALT 下降，叫作酶胆分离，提示病情加重，有转为重症肝炎的可能。

③反映肝脏贮备功能的试验：血浆的蛋白（ALb）和凝血酶原时间（PT）是通过检测肝脏合成功能以反映其贮备能力的常规试验。ALb 下降提示蛋白合成能力减弱，PT 延长提示各种凝血因子的合成能力降低。

④反映肝脏间质变化的试验：血清蛋白电泳已基本取代了絮浊反应，γ-球蛋白增高的程度可评价慢性肝病的演变和预后，提示肝巨噬细胞功能减退，不能清除血循环中内源性或肠源性抗原物质。此外，透明质酸、板层素、III 型前胶原肽和 IV 型胶原的血清含量，可反映肝脏内皮细胞、贮脂细胞和成纤维细胞的变化，与肝纤维化和肝硬化密切相关。

检测血清谷丙转氨酶的临床意义

整个肝脏内转氨酶含量约为血中含量的 100 倍，如果释放的酶全部保持活性，只要 1% 的肝细胞坏死，便足以使血清中的酶活性增加 1 倍。又由于肝细胞内转氨酶浓度比血清高 1000 ～ 5000 倍，肝细胞内转氨酶也可由于此种浓度差而泄漏入血中。因此，血清转氨酶活性是肝细胞损伤的敏感指标。正常值：赖氏法（Reitman）为男 <40 μ/L，女 <35 μ/L。

检测血清谷草转氨酶和 ν –谷氨酰转肽酶的临床意义

谷草转氨酶在心肌细胞中含量最高，但肝脏损害时其血清浓度也可升高，临床一般常作为心肌梗死和心肌炎的辅助检查。谷草转氨酶的正常值为 0 ~ 40 μ/L，当谷丙转氨酶（ALT）明显升高，谷丙、谷草比值 >1 时，就提示有肝实质的损害。

γ – 谷氨（酰转肽酶 γ –GT）广泛分布于人体组织中，肾内最多，其次为胰和肝，胚胎期则以肝内最多，在肝内主要分布于肝细胞浆和肝内胆管上皮中，正常人血清中 γ –GT 主要来自肝脏。正常值为 3 ~ 50 μ/L（γ – 谷氨酰对硝基本胺法）。此酶在急性肝炎、慢性活动性肝炎及肝硬化失代偿时仅轻中度升高。但出现阻塞性黄疸时，此酶因排泄障碍而逆流入血，原发性肝癌时，此酶在肝内合成亢进，均可引起血中转肽酶显著升高，甚至达正常的 10 倍以上。酒精中毒者 ν –GT 亦明显升高，有助于诊断酒精性肝病。在急性肝炎时，ν –GT 下降至正常较转氨酶为迟，如 ν –GT 持续升高，提示转为慢性肝病。

慢性肝病尤其是肝硬化时，ν–GT 持续低值提示预后不良。

检测血清碱性磷酸酶的临床意义

　　碱性磷酸酶广泛分布于人体的骨、肝、肠、胎盘等组织中。正常值为 3 ~ 13μ/L（金–阿氏法），主要用于阻塞性黄疸、原发性肝癌、继发性肝癌、胆汁淤积性肝炎的检查。患这些疾病时，肝细胞过度制造血清碱性磷酸酶，经淋巴道和肝窦进入血液，同时由于肝内胆道胆汁排泄障碍，反流入血而引起血清碱性磷酸酶明显升高。但由于骨组织中此酶亦很活跃，因此，孕妇、骨折愈合期、骨软化症、佝偻病、骨细胞癌、骨质疏松、肝脓肿、肝结核、肝硬化、白血病、甲状腺功能亢进时，血清碱性磷酸酶亦可升高，应加以鉴别。

检测血清胆红素的临床意义

　　肝在胆红素代谢中具有摄取、结合和排泄功能，其中任何一种或几种功能障碍，均可引起黄疸。检查胆红素代谢情况对测定肝功能，尤其是黄疸鉴别具有重要意义。胆红素测定包括总胆红素和直接胆红

素，正常值：总胆红素 4 ~ 19μmol/L、直接胆红素 0 ~ 7μmol/L，二
者之差为间接胆红素。肝脏疾病时胆红素浓度明显升高，常常反映
较严重的肝细胞损害。胆汁淤积性黄疸时，由于直接胆红素不能由
肝细胞和胆管排出，以致血清直接胆红素明显升高，在总胆红素中
所占比值升高显著；肝细胞性黄疸时，由于同时有肝细胞摄取、结合、
排泄障碍，以致血清直接胆红素、总胆红素比值升高，但升高不如
胆淤积性黄疸明显；临床上引起间接胆红素升高的疾病主要有溶血、
Gilbert 病和旁路胆红素血症。

检测人血白蛋白及白、球比值的临床意义

　　肝脏在蛋白质代谢过程中起重要作用，血浆内主要的蛋白质几
乎全部由肝脏制造。肝脏合成的蛋白质主要为白蛋白，大部分白蛋
白、球蛋白也由肝脏产生。肝脏尚能合成酶蛋白和凝血因子，如纤
维蛋白质，凝血酶原、V、VII、IX、X 因子等。血清蛋白测定主要
包括总蛋白、白蛋白、球蛋白和白、球比值。正常值为：总蛋白
60 ~ 80g/L、白蛋白 35 ~ 50g/L、球蛋白 25 ~ 40g/L、白、球比值为
1.5 ~ 2.5。白蛋白减少，白、球比值降低，甚至倒置，是肝硬化的特征。

但在代偿良好的肝硬化患者，即使已出现显著增高（球蛋白血症），白蛋白的减少也往往属轻度，而当肝硬化患者已届失代偿期时，白蛋白即显著减少。测定血清总蛋白及白蛋白浓度，可作为判断慢性肝病患者预后的良好指标。肝硬化患者如总蛋白低于60g/L，白蛋白低于30g/L，提示预后欠佳。

检测血清胆汁酸的临床意义

这是近些年来新开展的一项检测肝功能损害的比较灵敏的指标。目前限于测定总胆汁酸，正常值为 0 ～ 10μmol/L。胆汁酸是由肝排泄的主要有机阴离子，其代谢情况主要受肝脏所控制，因此能较特异地反映肝脏的功能。当肝功能损害时，血清胆汁酸升高往往比胆红素早而明显，因此能更敏感地反映肝损害。

检测甲胎蛋白的临床意义

AFP 是人体在胚胎时期血液中含有的一种特殊蛋白，系肝细胞内粗面内网核糖颗粒所合成，胎儿出生后，血清 AFP 浓度下降，几个月至 1 年内降至正常。正常成人肝细胞失去合成 AFP 的能力，因此血清中含量极微（一般 <20 μg/L），除肝细胞癌可显著升高外，妊娠、胚胎癌如睾丸癌、卵巢癌和极少数胃、胰、胆管、结肠直肠癌也可升高，但其绝对值不如肝细胞癌高。慢性肝炎、肝硬化可有 AFP 的分子变异体，亦可有一过性升高。因此血清 AFP 检测结果必须结合临床症状与超声检查才有诊断意义。

①血清 AFP 对肝细胞癌有特异诊断价值，尤其是动态变化测定，如 AFP 连续 4 周阳性（>400 μg/L），同时 ALT 正常，并且排除上述其他疾病，可以诊断肝癌，其阳性率可达 60% ~ 80%。

②可用于高危人群的肝癌普查。对早期发现肝癌，尽早治疗意义很大。

③ AFP 还可用于评定手术或其他方法的疗效，判断预后。手术彻底切除者，AFP 在 2 个月内转阴，如遗留残余或局部复发或转移，AFP 多不降至正常或降而复升。

④可以用于判断肝细胞癌的分化程度和癌肿的大小。AFP 阳性者以分化程度 II 级及 III 级最高，I 级及 IV 级均低，肝癌坏死程度严重者 AFP 亦低。血清 AFP 浓度亦与肝癌的大小有关。<3cm 者阳性率仅 25% ~ 50%，4cm 者多达 400 μg/L 以上，5cm 时常突升高至 700 ~ 1000 μg/L，因此对小肝癌应辅以其他肝癌标志物及超声检测。

多发性结节型 AFP 阳性率为 53.8%，巨块型为 62%。

⑤在各种肝炎及肝硬化时，AFP 可见一过性增高，但经治疗肝功能恢复后，AFP 也随之降至正常。

单项转氨酶升高就是肝炎吗，引起血清转氨酶升高的常见疾病

在肝炎的诊断中，需经常检测血中的谷丙转氨酶、谷草转氨酶的活性。因为转氨酶在肝炎病程中出现最早，在肝炎早期临床症状尚未出现时，血清中转氨酶已升高。因此常把它作为肝炎诊断中主要检测的指标之一，但在多项肝功能检测项目中属于非特异性。血清中可引起转氨酶升高的原因很多，除病毒性肝炎外，其他一些肝病转氨酶也可以增高。如肠道寄生虫病、脂肪肝、肝癌、肝脓肿、酒精性肝损伤、药物性肝损害等都能使转氨酶升高，而且转氨酶还广泛存在于心、肾、骨骼肌、胰腺、肺、红细胞等组织细胞中，因此凡是与转氨酶存在部位有关的疾病都有可能引起转氨酶升高。由此可知，不能单凭转氨酶升高或正常就诊断或排除肝炎，应结合症状、体征、流行病学资料及其他的化验结果进行全面分析。

引起转氨酶升高的常见原因包括：①肝脏本身的疾患，特别是

各型病毒型肝炎、肝硬化、肝脓肿、肝结核、肝癌、脂肪肝、肝豆状核变性等，均可引起不同程度的转氨酶升高。②除肝脏外，体内其他脏器组织也都含有此酶，因此当心肌炎、肾盂肾炎、大叶性肺炎、肺结核、乙型脑炎、多发性肌炎、急性败血症、肠伤寒、流脑、疟疾、胆囊炎、钩端螺旋体病、流感、麻疹、血吸虫病、挤压综合征等，亦均可见血中转氨酶升高。③转氨酶从胆管排泄，如果有胆管、胆囊及胰腺疾患，胆管阻塞，也可使转氨酶升高。④药源性或中毒性肝损害，以及药物过敏都可引起转氨酶升高，并常伴有淤胆型黄疸和肝细胞损伤。⑤正常妊娠、妊娠中毒症、妊娠急性脂肪肝等也是转氨酶升高的常见原因。另外，剧烈运动后亦可引起转氨酶升高。

患黄疸型病毒性肝炎时应与哪些疾病相鉴别

患黄疸型病毒性肝炎时，应与下列疾病相鉴别。

①传染性单核细胞增多症：这类患者常有发热、咽峡炎、浅表淋巴结肿大、周围血白细胞增高并有异形淋巴细胞（>10%）。血清嗜异凝集试验阳性及 EB 病毒抗体免疫球蛋白 M 阳性等即可确诊。

②钩端螺旋体病：在流行疫区要首先排除此病。有疫水接触史，

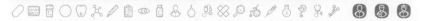

高热伴腓肠肌明显疼痛，表浅淋巴结肿大，皮肤及黏膜有出血倾向，肾脏损害，白细胞增加，尿中红细胞、蛋白及管型阳性。如在血和尿中找到病原体，血清钩端螺旋体凝集溶解试验阳性，即可与肝炎鉴别。

③药物性肝炎：有服药史，服用过能使肝脏中毒受损的药物，如氯丙嗪、吲哚美辛、磺胺类、苯巴比妥类等。黄疸出现之前无发热，消化道症状不明显，血清 ALT 升高明显等常可资鉴别。

④胆管结石症：较多见于中年妇女，常有反复发作急性上腹绞痛史，并放射至肩背部，黄疸与绞痛发作有关，呈间歇性。碱性磷酸酶、γ - 谷氨酰转肽酶常增高，胆囊胆管超声检查或造影可有结石影而确诊。

⑤胰、胆肿瘤：老年人多见。胰头癌起病缓慢，胆总管癌隐匿发病，患者消瘦明显，上中腹痛持续加重，黄疸进行性加深，AKP、γ -GT 增高。影像学检查可以明确诊断。

⑥其他：与肝脓肿、回归热、败血症等均应注意鉴别。

为何孕妇应该普查乙肝病毒指标

乙肝病毒能够通过血液和胎盘传播，并且在孕妇分娩时还可从产道传播。我国是乙肝高发区，至少有 5000 万 ~ 6000 万女性是乙肝病毒的携带者。对怀孕妇女普查乙肝病毒指标，或孕妇主动检查乙肝病毒指标，已检出带毒者，应对其新生儿在诞生后 24 小时内进行疫苗和高价免疫球蛋白注射，1 个月和 6 个月后再分别于乙肝疫苗加强注射，至少可以使 80% ~ 90% 以上的婴儿产生对乙肝的免疫。因此孕妇普查 HBV 指标有利于优生优育，有造福后代的意义。

🧑 乙肝病毒感染的血清学标志

乙肝病毒感染的血清学标志主要有乙型肝炎表面抗原（HBsAg）、乙型肝炎表面抗体（抗 –HBs）、乙型肝炎 e 抗原（HBeAg）、乙型肝炎 e 抗体（抗 –HBe）、乙型肝炎核心抗体（抗 –HBc），俗称"两对半"。HBsAg 与抗 –HBs 为一对，HBeAg 与抗 –HBe 为一对，乙型肝炎核心抗原在血中会很快被裂解，在血清中检测不出来，故只有抗 –HBc 一项。这五项如任何一项阳性，都表示有过乙肝病毒感染。因此乙肝五项已成为医院检查乙型肝炎的常规化验项目。其中 HBsAg、HBeAg、抗 –HBc 为乙肝病毒在体内复制的指标，若此三项均呈阳性俗称"大三阳"；HBeAg、抗 –HBe 和抗 –HBc 三项阳性，俗称为"小三阳"。

何谓乙肝表面抗原，如果阳性表示什么

乙肝表面抗原（HBsAg）是乙肝病毒的外壳蛋白，本身不具有传染性，但它的出现常伴随乙肝病毒的存在，因此它是已感染乙肝病毒的标志。它可存在于患者的血液、唾液、乳汁、汗液、泪水、鼻咽分泌物、精液及阴道分泌物中。在感染乙肝病毒后 2 ~ 6 个月，当丙氨酸氨基转移酶升高前 2 ~ 8 周时，可在血清中测到阳性结果。急性乙型肝病患者大部分可在病程早期转阴，慢性乙型肝病患者该指标可持续阳性。

何谓乙肝表面抗体，如果阳性表示什么

乙型肝炎表面抗体（抗 –HBs）一般简称表面抗体。当乙型肝炎病毒侵入人体后，刺激人的免疫系统产生免疫反应，人体免疫系统中的 B 淋巴细胞分泌出一种特异的免疫球蛋白 G，就是表面抗体，它可以和表面抗原特异地结合，在体内与人体的其他免疫功能共同作用下，可以把病毒清除掉，保护人体不再受乙肝病毒的感染，故称表面抗体为保护性抗体。有了表面抗体，证明人已产生了免疫力。人自然感染或注射乙肝疫苗后，均可产生乙型肝炎表面抗体；但不是所有人都能产生表面抗体。一般成人期感染乙型肝炎病毒，可以发生急性乙型肝炎，也可没有症状，绝大多数在 3 ～ 6 个月以后才出现表面抗体。检查出抗 –HBs 阳性，疾病即已逐渐恢复。血液里表面抗体能维持很长时间，直到老年期抗体水平才有所降低。若在婴儿期感染乙型肝炎病毒，往往不产生表面抗体，而持续携带表面抗原，有时经过若干年后出现抗 –HBs，而乙型肝炎表面抗原就慢慢转阴了。因此，如查出抗 –HBs 阳性结果，就表示不会再感染乙型肝炎了。

什么是e抗原和e抗体，阳性表示什么

乙型肝炎 e 抗原（HBeAg），一般通称 e 抗原。它来源于乙型肝炎病毒的核心，是核心抗原的亚成分，或是核心抗原裂解后的产物。e 抗原是可溶性蛋白。当核心抗原裂解时，可溶性蛋白部分（即 e 抗原）溶于血清中，存在于血液循环中，若取血化验就可查出来。核心抗原在患者血清中查不到，仅在肝细胞中才能查到。故查出 e 抗原，其意义就等于查出核心抗原，表示病毒复制活跃，并且传染性较强。一般 HBsAg（+）的人，用比较敏感的固相放射免疫法检查 e 抗原，可有 61% 的人 HBsAg（+）。而如果 HBsAg（+），其意义与在血中存在病毒颗粒，或在血中查出乙型肝炎病毒 DNA 或核心抗体 IgM 相同。

e 抗体是乙型肝炎 e 抗体的简称（抗 –HBe），它是由 e 抗原刺激人体免疫系统产生出来的特异性抗体，这种特异的 e 抗体能够和 e 抗原结合。当乙型肝病患者由 HBsAg（+）转变成抗 –HBe（+），叫作血清转换。抗 –HBe（+）时，乙肝病毒在肝组织内的复制逐渐减少，由病毒复制活跃期转变成不活跃期，肝组织的炎症也常由活动变成不活动，血中及肝组织内病毒颗粒均减少，因此传染性也减少。但抗 –HBe 和抗 –HBs 不同，e 抗体不是保护性抗体，不代表患者有了免疫力。有时虽然检查出 e 抗体阳性，但肝细胞内仍然可以查出乙型肝炎病毒 DNA，表明病毒仍然存在。大量研究资料表明，e 抗体出现阳性是病毒复制降低并且传染减少的标志，这时病毒颗粒有可能已经很少，但并不表示病毒已被消除了。

何谓核心抗体，核心抗体IgM和 IgG，其阳性分别表示什么

核心抗体是乙型肝炎核心抗体的简称，可简写为抗 –HBc。核心抗原虽然在血清中查不出来（它在血中很快被裂解），但是它具有抗原性，能刺激身体的免疫系统产生出特性抗体，即核心抗体，故检测抗 –HBc 可以了解人体是否有过核心抗原的刺激，也就是说是

否有过乙肝病毒的感染。因此抗 –HBc 是一项病毒感染的标志。

在乙型肝炎病毒感染过程中，于急性期即可测到很高的抗 –HBc，而在急性期过后，核心抗体水平仍保持一定高度，并持续若干年。在慢性感染状态的携带者或患者，核心抗体也常保持高水平。另外，表面抗原已呈阴性的患者，还可查出抗 –HBc 阳性。因此单项抗 –HBc 阳性，难以确定患者是近期感染，还是以前有过感染。

为了确定患者是近期内感染还是以前有过感染，常需要检测抗 –HBcIgM 和抗 –HBcIgG。也就是说，核心抗体有两种成分，一种是免疫球蛋白 M，另一种是免疫球蛋白 G，即抗 –HBcIgM 和抗 –HBcIgG。这两种成分分别由不同的 B 淋巴细胞产生。当人体受到核心抗原刺激后，先产生出抗 –HBcIgM，它持续时间比较短，过一段时间才逐渐产生出抗 –HBcIgG，后者能在体内保持较长时间。有时乙肝病毒已经清除，而抗 –HBcIgG 在体内仍然存在，这时检测其他乙肝感染指标已是阴性，而仅有抗 –HBcIgG 阳性。因此，当抗 –HBcIgM 阳性时，常表示是近期感染，即乙型肝炎病毒仍在复制；当抗 –HBcIgM 阴性而抗 –HBcIgG 或抗 –HBc 阳性时，则表示既往有过乙肝病毒感染，但现在已不复制或已不存在了。检测抗 –HBcIgM 及 IgG 对于急性乙型肝炎的诊断有重要意义。急性乙型肝炎可能有两种情况，一种是真正的急性乙肝，也就是说患者第一次受乙肝病毒感染，另一种是患者原来是表面抗原携带者，现在又急性发病，表面上好像和急性肝炎一样。但这两种患者血中核心抗体的情况不一样。慢性携带者急性发病的患者，血清中抗 –HBcIgG 或抗 –HBc 的水平比较高，而抗 –HBcIgM 比较低或是稍高；而真正急性乙型肝病患者，则血清中抗 –HBcIgG 往往阴性或低水平。因此，作这项检查有助于将两种情况区分开。鉴于它们的预后不相同，真正的急性肝炎常可彻底治愈，而慢性携带者急性发病则常易转为慢性。因此，可以看出检测抗 –HBcIgM 及 IgG 的重要。

何谓乙肝病毒DNA、DNA聚合酶，呈阳性表示什么

乙肝病毒核心中的基因组是由乙肝病毒脱氧核糖核酸分子（HBV-DNA）及脱氧核糖核酸聚合酶（简称 DNA 聚合酶，或 DNA-P）组成。乙肝病毒 DNA 和 DNA 聚合酶主宰乙肝病毒复制，即无性繁殖。因此呈阳性就表示有乙肝病毒颗粒存在，并且复制活跃，传染性强。

乙肝病毒的脱氧核糖核酸是由一长一短的方向相反的两条脱氧核糖核酸链组成，两条链严格配对连在一起形成环状，短链有一缺口，

故此处只有一条链。现代分子生物学研究证明，HBV-DNA 有 3200
对核苷酸，在形成核酸链的过程中，核苷酸对的结合有严格的规律性，
当病毒开始复制时，由 DNA 聚合酶首先把短链缺少的部分补足，和
长链一样，然后两链分开形成单股，这单股的脱氧核糖核酸链可以
作为模板，它的每一个核苷酸都按照配对规律配上新的核苷酸，从
而形成新链，于是就复制出新的乙型肝炎病毒 DNA。目前可采用聚
合酶链反应（PCP）技术检测 HBV-DNA，其特异性强，灵敏度高，
已广泛应用于临床，而 DNA 聚合酶的检测方法仍不够理想。

🩺 澳抗有几种亚型，各有何意义

　　澳抗按其抗原性不同，可分出 8 种亚型和 2 个混合型。亚型的
不同很可能代表乙肝病毒所穿的外衣不同，借着不同外衣可使乙肝
病毒去适应不同人体，保证自身复制的正常进行。

　　现已搞清，乙肝病毒的外壳都有一个共同的抗原叫 a 决定簇。
还有两组亚抗原决定簇：d 和 y；w 和 r。a 决定簇还分几个型：a1、
a2、a3，它们与 d、y、w、r 结合成目前已经发现的 8 种表面抗原亚型，
即：adr、adw2、adw4、ayr、ayw1、ayw3、ayw4；另外复合还有 2 个
混合型 adyw 和 adyr。近年还发现 t、q、g、j、k、n、f、x 等变异亚

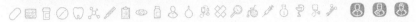

型，而这些亚决定簇的变异并非来自宿主，而主要是病毒基因编码表现有所不同。经过对各亚型决定簇理化性及多肽组免疫原性差异，两种亚型混合感染及少数感染试验证明，各亚型间存在着不完全的交叉免疫。另外复合亚型的发生可能与乙肝病毒在感染过程中去氧核糖核酸基因发生点突变的结果有关。意义在于以下几点。

（1）了解亚型与人种、地区、遗传的关系。研究发现欧美各国乙型肝炎的亚型以 daw 为主；中东和北非以 ayw 为主；我国江南3省75%的亚型为 adw，河南95.7%为 adr。华北籍患者中74.5%是 adr；adw 在中南、华北及西南各占41.9%。了解亚型有助于乙肝病原的流行病学调查。

（2）发现混合感染。近年资料表明，在不同机会下暴露于两种亚型的乙肝病毒，可发生混合感染。例如发现血清表面抗原阳性的患者可感染另一亚型的乙肝病毒，血清中可同时呈现两种亚型的表面抗原阳性。

（3）在疫苗制作时有参考价值。由于不同亚型间尚不能彼此完全保护免受攻击，制备疫苗时就要考虑用优势的亚型。如调查发现，我国 adw+adr 亚型在江南占97.6%，在河南占100%。因此采用此两种亚型的血源疫苗，至少可使95%以上的接种者达到免疫效果。

（4）发现乙肝病毒新的变异动向。随着亚型单克隆抗体的制备，使大量检测乙肝表面抗原亚型工作的特异性更强。近年我国采用单克隆抗体检测，发现了复合亚型 adyw、adwr 等存在。进一步认识到复合亚型的出现很可能与病毒的双重感染有关，也可能是单一亚型病毒感染后，有的病毒去氧核糖核酸发生了点突变的结果。

目前检测戊肝病毒的方法

（1）免疫电子显微镜：用患者恢复期血清作抗体，检测急性期患者的粪便及胆汁中病毒抗原，或用已知病毒检测患者血清中相应的抗体。

（2）免疫荧光法：检测肝组织中戊肝病毒抗原。

（3）酶联免疫吸附试验（ELISA）：检测血清抗 –HEV。

（4）应用基因重组成肝病毒多肽作为抗原建立蛋白吸印试验（WB）：检测血清抗 –HEV。

（5）反转录聚合酶链反应法（RT–PCR）和套式反转录聚合酶链反应（NRT–PCR）：检测胆汁、血清和粪便中戊肝病毒核糖核酸（HEVRNA）。

第 4 章

治疗疾病

合理用药很重要，综合治疗效果好

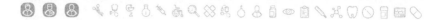

治疗肝炎的基本措施

（1）休息：这是治疗肝炎十分有效的措施。急性肝炎宜卧床休息，直至恢复期逐渐增加活动量，待自觉症状消失，肝功能已经或接近正常（血清胆红素在 17.1 μmoL/L 以下，ALT 在正常值 2 倍以下时）可以出院，但出院后仍需再休息 2 ～ 3 个月。恢复工作后应定期复查 1 ～ 2 年。慢性肝炎宜劳逸结合，适当休息以减少机体消耗，增加肝脏血液供应，减轻肝脏负担。

（2）饮食：肝炎急性期患者大多数有食欲不振，甚至恶心、呕吐症状，因此饮食以清淡为宜，不必强调品种，以能吃下为度。应避免对肝脏有损害的饮食，如酒类。对于进食太多或不能进食的患者，则可静脉输注葡萄糖以维持营养。对于食欲恢复正常者，要合理安排饮食，一般宜给予高蛋白、高维生素，适宜的脂肪和糖，饮食要新鲜、易于消化，以少食多餐为佳。

（3）情感：要保持乐观的情绪，坚定战胜疾病的信心，不要悲观失望，消极等待，应积极主动地采取相应措施治疗疾病，才能有利于疾病的恢复。

（4）一般支持疗法：常用药物葡萄糖、维生素 B 族及维生素 C、三磷腺苷、辅酶 A 和肌苷、门冬氨酸钾镁、葡醛内酯、肝得健等均有保护肝细胞、促进肝功能恢复的作用，对急慢性肝炎均有效，可适当选择应用。

（5）中医中药治疗：中医中药对急、慢性肝炎均有较确切的疗效，临床应根据患者的症状、舌苔、脉象辨证施治。

治疗病毒性肝炎的退黄药物

使用退黄药的目的是尽快缩短高胆红素血症的时间，常用的药物有以下几种。

（1）肾上腺皮质激素：可促进胆红素的结合，减轻炎症渗出，疏通胆道，加速胆汁排泄，对肝内胆汁淤积引起的黄疸有明显效果，对阻止肝细胞坏死有一定作用。因此，用于淤胆型肝炎、急性黄疸型肝内淤胆者（如急性甲型黄疸型肝炎）、亚急性重症肝炎及慢性活动型肝炎伴有淤胆者。该药长期使用副作用严重，如诱发消化道出血，钠、水潴留引起水肿、高血压、柯兴氏综合征、骨质疏松等。应用时间短，易出现反跳现象，因此目前临床很少应用治疗肝炎，必要时可短期应用，逐渐停药以防反跳，尽量避免弊端。常用的这类药物如泼尼松、地塞米松等。

（2）门冬氨酸钾镁：由于门冬氨酸对细胞有较强的亲和力，作为钾、镁离子的载体，可提高细胞内钾、镁离子的浓度，同时加速肝细胞内三羧酸循环，对改善肝功能，降低血中胆红素浓度有一定作用。

（3）硫酸镁：此药有扩张胆道、利胆的作用，还可补充镁离子，通便，减轻腹胀，缓解胆绞痛。一般用 10% 硫酸镁溶液，成人10 ~ 20ml，每日 3 次口服，小儿酌减。用药时间依病情而定。

（4）苯巴比妥：一般治疗剂量可增加肝细胞微粒体内酶的活性，促进胆红素的结合，增加肝细胞排泄结合胆红素的能力，促进胆汁流量等作用。尤其对药物性肝内淤胆和肝炎后残留黄疸者疗效更好。

（5）胰高血糖素 – 胰岛素疗法：作用是通过增加肝血流量和促进肝细胞环磷酸腺苷的合成，使胆汁流量增加。

（6）高渗葡萄糖加维生素 C 静脉点滴：10% 葡萄糖液 500ml 加3 ~ 5g 维生素 C，每日一次，用药时间依病情而定。有利于保护肝细胞、促进肝细胞再生，有一定强心、利尿作用，有利于血中可溶性胆红素的排泄，促进黄疸的消退。

（7）强力宁、甘利欣：均是从中药甘草中提取，具有激素样作用而无激素的副作用，通过调整免疫作用阻止肝细胞的坏死，改善临床症状，消退黄疸。在用药过程中，个别患者有腹胀表现，停药或减量后症状可消失。

（8）酚妥拉明加复方丹参针及 654-Ⅱ 针联合用药：具有扩张肝肾血管及活跃微循环的作用，又具有防止肝巨噬细胞功能衰竭、促进胆红素的排泄和退黄作用。每日 1 次，每次酚妥拉明 10 ~ 20mg，复方丹参注射液 30 ~ 40ml，654-Ⅱ 30mg 加入 5% 或 10% 葡萄糖 250 ~ 500ml。用药 2 周，临床观察对黄疸的退黄效果明显。

（9）中药复方制剂：茵栀黄注射液及苦黄注射液等，具有清热利湿、利胆退黄的作用，对急、慢性肝炎胆红素增高者疗效确切，茵栀黄注射液每日 20 ~ 40ml，重症可用至 60ml 加入 5% 或 10% 葡萄糖 250 ~ 500ml，疗程视病情而定。苦黄注射液用法为第一天 10ml，第二天 20ml，以后 30 ~ 60ml 加入 5% 或 10% 葡萄糖液中，疗程亦视病情而定。

中药是通过哪些作用来降低转氨酶的

经过研究证实，中药降低转氨酶多是通过以下作用来实现。

（1）改变机体的反应性。能抑制反应性炎症解除过敏状态的中草药有丹皮、徐长卿、白毛夏枯草、龙胆草、苦参等，这些药物本身有清热解毒、活血化瘀等作用，据证选用，有相当好的降酶效果。

（2）调整肝细胞的酸碱环境：肝细胞周围的 pH 越高，酶的释放多而且快；pH 越低，酶的释放少而且慢。根据辨证，在组方时选用一些酸味药，明显地加快了降酶速度。对有热象或热毒较盛者选用酸寒之品，如牛膝、鱼腥草、马齿苋、酢浆草、白芍；对有气滞血瘀者选用疏肝理气的生山楂、五味子、木瓜等；对脾虚肾虚者选用健脾固肾的赤石脂、乌梅、覆盆子、山萸肉等。

（3）提高机体的细胞免疫功能：许多中草药能改善细胞免疫功能，如能增强网状内皮系统功能的有黄芪、人参、党参、栀子；能增强 T 细胞的数量及提高 T 淋巴细胞转化率的有黄芪、淫羊藿、五味子、茯苓、桑寄生、红花、丹参、王不留行、黄连、黄芩、蒲公英、地丁、水牛角、金银花等。在具体用药时，既要考虑其对细胞免疫可能发挥作用的一面，有选择地应用，更要根据辨证论治选用相应的药物。细胞免疫功能低下者，虚证多见；但也有因抑制因子所致的，往往是实证；比较多的情况是正虚邪实。处理好扶正祛邪的关系，提高机体的免疫能力，也可提高降酶的效果。

（4）调整患者的代谢机能：能提高白蛋白的包括水牛角粉、三七、蚕蛹、人参等；能抑制球蛋白的有大枣、黄芪、甘草、大黄、桃仁、牛膝、生地、当归、川芎、红花、丹参等，应辨证选用。

抗肝炎病毒的药物

抗病毒治疗主要是抑制肝炎病毒的复制，达到逐渐清除的目的。目前抗病毒治疗比较有效的药物包括以下几种。

（1）阿糖腺苷：为人工合成的广谱抗病毒药物。治疗乙肝可使 HBeAg 转阴率达 40% 左右。用法是阿糖腺苷 10 ～ 15mg/d/kg 加入 5% 或 10% 葡萄糖液 100 ～ 200ml 静脉滴注，每日一次，3 周为一疗程，副作用有消化道症状、粒细胞减少。

（2）干扰素及其诱导剂：目前临床上主要用的是人干扰素和基因工程制干扰素，作用机制是抑制病毒核糖核酸和蛋白质的合成，阻止病毒复制，调节宿主免疫系统功能，刺激组织溶抗原 I 型蛋白合成及其细胞膜的表面。治疗慢性乙肝及丙肝，其用法是 300 ～ 500 万单位，隔日 1 次肌内注射，HBeAg 转阴后减为每周 3 次，疗程 3 ～ 6 个月。HBeAg 转阴率 40% ～ 50%，HBsAg 转阴率 10%。慢性丙肝用同样方法和疗程使血清丙肝病毒核糖核酸水平下降。

干扰素诱导剂：聚肌胞，每日 0.5 ～ 1mg；双嘧达莫 50ml，每日 1 ～ 3 次口服，3 个月为一个疗程。两药诱导产生干扰素而起抗病毒作用。

（3）阿昔洛韦：是一种合成的无环嘌呤核苷类化合物，具有抑制多种去氧核糖核酸病毒的增殖作用，特别在抗疱疹病毒时效力比阿糖腺苷高 160 倍，且毒性小，但对乙肝病毒抑制机制尚不清楚。其用法是 15mg/kg（体重），每日加入 10% 葡萄糖 500ml 内，疗程 2 ~ 4 周。

干扰素和阿昔洛韦联合应用，疗效更好。乙肝和丙肝经用干扰素及其他抗病毒药物治疗后病情都有好转，对防止急性肝炎转为慢性肝炎，对慢性肝炎的纤维化有一定的阻断作用。

（4）干扰素与激素联合治疗慢性乙肝：当单用干扰素治疗效果不佳时可以采取类固醇脱离疗法，激发乙肝病毒复制后再用干扰素治疗，对乙肝病毒增殖活跃的慢性肝病患者效果较差，用干扰素为佳。用法是泼尼松 40mg/ 日口服，用 4 周停药，2 ~ 4 周后再用干扰素。阿糖腺苷也可和激素联合应用，能取得同样效果。

（5）重组人白细胞介素 –2（IL–2）：肌内注射隔日一次，每次 5 万单位，连用 8 周后，改为隔两日一次，连用 4 周。或基因工程干扰素和白细胞介素 –2 联合应用。

（6）猪苓多糖与乙肝疫苗联用：据临床观察病例统计结果，表面抗原转阴率 15%，e 抗原转阴率 40% 左右。

调整免疫功能的药物

对病毒已整合到肝细胞内，抗病毒治疗无效者，采用免疫调节治疗，可以减轻细胞毒素对肝细胞继续损害。

（1）免疫促进剂

①胸腺素：临床常用的胸腺素是从小牛的胸腺中提取，具有兴奋细胞免疫与调节体液免疫的作用，一般用于重肝与慢肝的治疗。

②抗乙肝转移因子：淋巴细胞产生的淋巴因子中的一种，分子量低，无抗原性。能将特异性细胞免疫从供体转移给受体，起到一种免疫信息作用，其疗效正在观察中。其用法是抗乙肝转移因子2ml肌内注射，每日1次，连用3个月为一个疗程。

③左旋咪唑：主要是提高细胞免疫，对体液免疫无影响。当人体的丁淋巴细胞和巨噬细胞功能降低时，用此药物治疗可增强细胞免疫力。

④特异性免疫核糖核酸（iRNA）：采用此药治疗的目的是提高慢性肝病患者的特异性功能，增强机体的免疫力，清除乙肝病毒，中止乙型肝炎的慢性感染状态。其用法是每周2次，每次2mg，4~6个月为一疗程。该法能降低表面抗原滴度，促进e抗体转阴，清除病毒。

⑤猪苓多糖：为中药猪苓中提取的有效成分，实验证明有减轻

肝损伤及促进肝脏再生的作用。

（2）免疫抑制剂

①肾上腺皮质激素（泼尼松、泼尼松龙、地塞米松等）：激素治疗病毒性肝炎的新概念是抑制迟发型免疫反应，可使胸腺萎缩、破坏、从而减少淋巴细胞的生成。激素可增加肝糖原，促使肌肉和骨骼的蛋白质分解，相反，在肝内可促使肝细胞合成蛋白质。文献报道小剂量激素能促进机体巨噬细胞的吞噬作用，中、大量激素有抑制细胞的吞噬功能，故患者长期使用激素易发生继发感染。激素有保护肝脏细胞的溶酶体膜和线粒体的作用，并能促进毛细管内胆汁的排泄，故而有退黄利胆的作用。本品有抑制抗体产生，招致形成肝炎病毒携带状态的可能，故应严格掌握适应证。慢性活动性肝炎应用激素的指征为：a.病情反复波动，伴有肝外自身免疫状态的症状和体征，如慢性多发性关节炎、慢性肾小球肾炎、慢性溃疡性结肠炎、桥本氏甲状腺炎、脉管炎、皮肌炎等；b.肝功能异常，如血清球蛋白明显增高，A/G倒置，转氨酶反复异常，且AST：ACT>5：1，伴黄疸经其他治疗无效者；c.免疫球蛋白明显增高，类风湿因子（RF）和自身抗体（如抗平滑肌抗体、抗核抗体、抗线粒体抗体、抗甲状腺抗体、抗肾抗体、抗胆管抗体、抗心肌抗体等）持续阳性者；d.HBV标志以阴性为宜；e.无激素治疗禁忌证者（如

高血压、糖尿病、溃疡病、高脂血症等）；f.慢性淤胆型肝炎等。

②强力宁、甘利欣：该类药物具有肾上腺皮质激素样作用而无其他的副作用，具有调节免疫功能，减轻肝细胞变性坏死，防止纤维化形成，促进肝细胞再生，并有解毒、抗炎、利胆、抗变态反应作用，对各类型肝炎均可使用，疗效较好。

中医怎样辨治急性肝炎

中医辨治急性肝炎首先分黄疸型和无黄疸型两种类型。其中黄疸型又分湿热蕴结，热重于湿；湿热蕴结，湿重于热；湿热并重和寒湿阻遏四种证型，分别选用茵陈蒿汤、茵陈四苓散、麻黄连翘赤小豆汤、甘露消毒丹加减。无黄疸型则分肝气郁结、肝脾不和、脾胃不和三种证型，分别选用柴胡疏肝散、逍遥散、香砂六君子汤加减。随症选药，如恶心、呕吐可加半夏、竹茹、生姜、藿香、佩兰等；食欲不振加枳实、麦芽、神曲、内金、砂仁、苍术、白术等；黄疸明显者，茵陈配大黄协同退黄，效果明显，或可根据"血瘀"理论，适当加活血化瘀药物如丹参等亦可取得较满意效果。现代药理研究证明，清热解毒类药物有降酶作用，如茵陈、板蓝根、虎杖、连翘、秦皮、龙胆草、田基黄、大青叶、黄芩、柴胡等，能改善肝内血氧供应，维持机体内平衡，使其肝细胞炎症得以缓解，肝功能早日恢复。

🧑‍⚕️ 中药对肝脏有损害吗

有些中药对肝脏还是有损害的。目前已发现或证实有损肝作用的中药有黄药子、苍耳子、野花生、千里光、猪屎豆、鱼胆、四季青、苦楝皮、贯众、铅丹、砒石、草乌、雷公藤、艾叶、红茴香根皮、薄荷油等。

🧑‍⚕️ 甲肝的主要防治原则

（1）避免饮酒、过劳及使用损害肝脏的药物。

（2）支持疗法。黄疸型肝病患者，早期卧床休息，给以容易消化、富于营养的食物及新鲜蔬菜、水果等。不能进食者，静脉补液，供给足够热量，注意水、电解质平衡，供给维生素 C 及维生素 B。有厌食恶心者，给予多酶片、甲氧氯普胺等对症治疗。

（3）中医中药治疗。出现黄疸及谷丙转氨酶升高者，可予以清热解毒剂，如蒲公英、夏枯草、板蓝根、金银花、金钱草等水煎服，或茵陈、金银花、白茅根、茯苓及赤芍，水煎服，一般可奏效。对退黄及降酶效果不满意者，可加用茵陈、栀子、黄连、黄芩、黄檗及大黄，水煎服，或茵栀黄注射液 40 ~ 60ml，加 10% 葡萄糖液400ml，静脉点滴。如黄疸较深，可同时加用维生素 K120mg 静脉点滴。亦可用凉血、活血，重用赤芍的中药方剂。

重型肝炎预防发生肝昏迷的原则

（1）应注意出血倾向，防止凝血因子的衰减。

（2）避免并发细菌、霉菌和其他病毒性感染。

（3）慎重放腹水，只有在大量腹水、压迫症状明显、循环障碍时作为配合治疗的一种措施。一般 1 次放腹水量不宜超过 1 ~ 2L，以稍能缓解压迫症状为度。严防因放腹水导致腹腔感染、放腹水过急引起晕厥及入肝血骤降而加速肝细胞坏死，促发肝昏迷。可在放腹水前先注高渗葡萄糖、补充血浆白蛋白或输血。

（4）禁用麻醉安眠药。于肝昏迷前期烦躁时，可予异丙嗪，必要时可服水合氯醛，注射副醛或用水合氯醛灌肠。

（5）注意预防、清除和抑制微生物内毒素和肠道含氨物质的产生和吸收。

（6）禁用氯化铵、水解蛋白及乙酰唑胺等使氨增高的药物。

（7）有昏迷前期症状时，宜早期应用降低血氨和清除、取代假性神经介质的药物。

（8）积极纠正水、电解质和酸碱平衡的紊乱。

（9）供给足量葡萄糖、维生素与能量代谢药物。

（10）特别要防止缺氧、低血钾和脑水肿的产生。

怎样评价重型肝炎时的肝移植术

目前国外认为对暴发性肝功能衰竭进行原位肝移植是有效而且合理的治疗方法，对各型病毒性肝炎急性和亚急生肝坏死的患者用一般内科方法治疗无效，而脑损伤不十分严重时，都应考虑是肝移植手术的指征。

阿糖腺苷治疗乙型肝炎的效果

阿糖腺苷（Ara-A）及单磷酸化合物均属嘌呤核苷，有较强的抗病毒作用。已证明阿糖腺苷主要作用是抑制病毒的去氧核糖核酸聚合酶的作用大于对人体细胞去氧核糖核酸聚合酶的作用。因此在治疗浓度时能优先抑制病毒去氧核糖核酸合成，而对人体细胞毒性相对较低。阿糖腺苷抑制乙肝病毒去氧核糖核酸聚合酶的水平快而明显，比干扰素好；但抑制作用维持时间短暂，停药后易反跳，因此在对抗乙肝病毒的持续复制方面又次于干扰素；阿糖腺苷的水溶性低，临床应用时必须大量稀释至 0.7mg/mL 以下才能作静脉点滴，静注该用药 30 分钟，血内浓度达高峰，但停止滴注后，血浆药物浓度很快下降，在 15 ~ 20 分钟后即测不到。改用单磷酸化合物制剂（Ara-AMP）后溶解度为阿糖腺苷的 100 ~ 400 倍，可作肌内注射和静脉滴注，当肌内注射后，需 3 小时，血浓度才达峰值。

经治疗乙型肝炎病毒的 e 抗原阴转后，e 抗体阳性的血清转换率在 5% ~ 55% 之间。大剂量应用可有发热、恶心、呕吐、血小板减少及下肢肌肉强直的肌痛综合征等不良反应。最近美国报道，阿糖腺苷单磷酸化合物虽有较强的抗病毒作用，能一过性降低乙肝病毒的血清水平，但用该药治疗乙型肝炎超过 1 个月后，可出现较高的神经毒性，因此不宜随便应用。

聚肌胞治疗乙型肝炎有效吗

聚肌胞（Poly 1：C）是一种人工合成的双链核糖核酸，可诱导低水平的干扰素具有一定的抗病毒作用；此外还有调节机体免疫功能，促进人体非特异性免疫功能和某些特异性免疫功能，达到抗肝细胞坏死和抗肿瘤作用等。用量一般为每次 2 ～ 4mg，每周 2 或 3 次，3 个月为一疗程；也有采用每次静脉注射聚肌胞 10mg，每周 2 次，疗程 3 个月。治疗后表面抗原滴度明显下降者占 22.5%，使 e 抗原阴转率达 36.8%，使核心抗体滴度明显下降者占 55%。在治疗中测定患者血清干扰素，凡能诱导出血清干扰素的患者，疗效就好，可使去氧核糖核酸聚合酶的治后转阴率达 80%，使 e 抗原全部阴转；但患者体内未能测出诱生干扰素者，其去氧核糖核酸聚合酶只有 27% 阴转。但对该药的长期效果尚缺随访观察。

国产聚肌胞剂量在 0.04 ～ 0.02mg/kg 体重范围内治疗慢性乙型肝炎时，约 10% 病例在最初几次用药后出现一过性低热。此外，未见其他不良反应，即使连续用药半年以上，也未见明显不良反应。当聚肌胞剂量大于 1mg/kg 体重时，则几乎所有患者都发生一种类流感病样症状，如发冷、发热、肌痛、恶心等；当剂量大于 6mg/kg 体重可使血清转氨酶暂时性上升，碱性磷酸酶亦有轻度暂时性升高。

近年主张该药与其他抗病毒药或免疫调节药或泼尼松联合应用，结果提示联合疗法对乙肝病毒复制的抑制作用，似优于单用聚肌胞治疗。

🔖 白细胞介素-2治疗慢性乙型肝炎有效吗

白细胞介素-2（IL-2）系辅助性T细胞在有丝分裂素刺激下，产生的一种有免疫活性的物质，过去称为T细胞生长因子。目前已采用基因工程方法，生产大量纯化的白细胞介素-2。它能增强T淋巴细胞及自然杀伤细胞（NK）的活性，具有增强和调节人体免疫功能和抗病毒作用。

慢性乙肝患者体内的白细胞介素-2水平明显低于正常人。单独应用该药治疗，用量为每天5g加入葡萄糖液250mL内静脉滴注，21～28天为1疗程。该药似可降低去氧核糖核酸聚合酶活性，从而抑制乙肝病毒的复制；同时它可促进机体对乙肝病毒的免疫反应和增加感染肝细胞的溶解，白细胞介素-2短程治疗不能完全清除乙肝病毒。近年国内外采用该药与干扰素或阿糖腺苷联合应用对e抗原的转阴和e抗体阳转起一定作用，治疗过程中40%的去氧核糖核酸聚合酶转阴，治后多数可增加到治前水平。该药的副作用是发热、寒战、厌食和疲劳感。

自体LAK细胞回输治疗慢性乙型肝炎的效果

LAK 细胞是由白细胞介素 –2 激活的人体淋巴杀伤细胞群。它可以杀伤各种肿瘤，但并不杀伤人体的正常细胞。另外这种杀伤作用不受组织相容性的影响。1986 年国内用此法开始治疗肝炎。方法是从患者身上取出末梢血液中的白细胞，在体外与白细胞介素 –2 及表面抗原一起增殖培养，待产生淋巴因子激活 LAK 细胞后再回输给患者，可以促进 e 抗原的转阴，抑制乙肝病毒的复制。

急、慢性乙肝的治疗原则

由于目前无肯定特效药物，乙型肝炎又是一种相对自限性疾病，因此在治疗上应强调隔离、休息、合理饮食、适当营养、注意对症，用药要保肝不伤肝。应因地制宜，结合有效的治疗经验，选择 1 ~ 2 种（剂）中西药物，促进肝细胞修复。病初消化道症状较重，尿量减少，兼有黄疸者可适当静脉注射葡萄糖；黄疸迅速加剧者可用 6912（茵栀黄注射液）和胰岛素，警惕向重症肝炎发展。一般情况下对急性乙肝不宜应用肾上腺皮质激素。

慢性乙型肝炎的治疗原则：强调三分药治，七分调理。精神要愉快，生活有规律，注意合理安排饮食，反对过度营养引起肥胖，除出现黄疸或转氨酶显著上升时要卧床休息外，一般症状不多、转氨酶轻度升高时应适当活动，注意动静结合。用药切忌过多、过杂，切勿有病乱投医滥用药，换药不宜太勤。选用抗病毒药、调整免疫药、活血化瘀药、抗纤维化和促进肝细胞再生药物时，一定要有医生指导。患者久病成医，可注意学习肝病自我疗养的知识，配合选用适宜于自己的调理方法，让身体逐步增加抵抗力，最后战而胜之。

慢性乙型肝炎用药时怎样抓主要矛盾

慢性乙型肝炎的病理机制复杂，矛盾很多。既有乙肝病毒的持续存在，又有机体免疫功能失调；既有肝细胞的炎症、坏死，又有肝纤维组织增生、微循环血流淤滞、肝脏缺血缺氧及代谢障碍；既有肝脏本身病变，又有肝外病变。每个患者除有共性特点外，更有其个人特性。因此临床医生必须仔细、全面了解病情，分析研究患者的主要矛盾。尽可能根据病程和病情的不同阶段和患者个体特点，对症并较合理地用药。

对乙肝病毒复制标志明显阳性的患者（如 e 抗原阳性，去氧核糖核酸聚合酶及乙肝病毒去氧核糖核酸阳性），应当选用抗病毒药；对以免疫功能紊乱为主的患者应选用调节免疫功能的药物；有微循环障碍为主的患者应采用以保护肝细胞和修复为主的综合治疗。目前虽然还没有针对性特别强、作用特别可靠、疗效特别肯定的药物，但是只要医生们真正能经常分析患者的病情，抓主要矛盾，就能做到中西医结合辨证施治，合理地选择用药。

由于当前对肝炎药物的研制还缺乏系列性、针对性和广泛临床实践性，新老产品总是不能满足临床需求，加上宣传广告往往有些失实，因此在临床实践中，真正做到抓主要矛盾用药难度较大。

目前治疗丁肝的主要药物

丁肝的一般支持疗法及中西医药物综合治疗与乙肝相同，一些回顾性资料已证明肾上腺糖皮质激素治疗似无效。目前尚缺乏特效治疗药物，干扰素 -2（IFN-2）及磷羧基甲酸钠还比较有效。

IFN-2,300 万，每周 3 次，共 12 周，可使 66% 的患者血清中丁肝病毒核糖核酸消失，同时使血清转氨酶下降。但一旦中断治疗，疾病呈复发倾向，病毒可再度复制。因此为控制丁肝的加重和进行性慢性病例，可能需要长期持久的应用 IFN-2 治疗，但对干扰素治疗 2～3 月生化上仍无反应的患者，必须立即停用，采用中西医综合治疗为宜。

磷酸羧基甲酸钠简称膦甲酸，是一种对转录酶有效的抑制剂，广谱抗病毒。已有用该药治疗丁肝和乙肝合并引起暴发型肝炎获得成功的报道。临床上有条件者可试用。

怎样预防戊肝

（1）加强水源管理，严防水源及食品被粪便污染，改善供水条件，保证安全用水。

（2）改善卫生设施，提高环境卫生水平，加强食品卫生监督和养成良好的卫生习惯。

（3）戊肝病毒遗传因子的纯正株培养成功，目前正在积极加强本病疫苗的研制工作，trpE-C2 是目前较有希望的候选基因工程疫苗之一。

己型肝炎的防治原则

己型肝炎的病原尚未确定，缺乏特异性诊断方法，仍主要采取排除法。临床上排除甲～庚型 6 种肝炎病毒及巨细胞病毒（CMV）、EB 病毒感染的情况下方可考虑己型肝炎的诊断。

按照以切断传播途径为主的综合防治措施考虑，对己型肝炎既要加强切断粪－口途径，又要加强切断经血和注射传播途径进行预防，如处理疫点，隔离患者，采用对甲型～庚型肝炎同样的消毒方法，加强对餐饮、幼托保育行业的管理，对献血者的严格检测，严格控制可能的传染源。生活中要加强饮食卫生，严防粪便对生活用水的污染，还要加强对血液及其血液制品的生产、供销管理，对服务行业的公用茶具，食具，面巾，理发、刮脸、修脚用具及牙科器材均应做好消毒处理，提倡采用一次性注射器，一人一针一管，对实验室检验采血针、手术器械、划痕针、探针、内窥镜、针灸针均应实行一人一用一消毒。严防医源性感染，阻断母婴传播途径。教育全民增强体质，提高抗病力，养成人人讲卫生的习惯，饭前便后用流水洗净双手，不喝生水，不生食水产品，不吃不洁及过期食品。切实做好易感人群的自身防护工作。

己肝的治疗主要根据其临床表现类型，采用中西医结合的方法对症和综合治疗。力争做到早发现、早诊断、早隔离、早报告、早治疗，并及早处理好疫点，防止播散。

自身免疫性肝炎的治疗状况

（1）一般治疗：活动期要求卧床休息，限制体力活动，禁酒，进食富含维生素的食品。寻找和去除感染灶，忌用对肝脏有损害的药物。

（2）皮质激素治疗：治疗上主要依靠免疫抑制剂，但未证明能预防肝硬化的发生。如无血细胞减少，初治用泼尼松和硫唑嘌呤联合疗法较好。生化指标改善后仍需用药1年，停药前作肝活检确定组织学病变已缓解，硫唑嘌呤必须用至泼尼松完全停用后，约65%患者在3年治疗期间可进入缓解期，其中50%患者停止治疗后6个月内复发，再治病仍有效，但复发风险越来越大，有过一次以上复发者必须小剂量维持治疗，治疗无效者可考虑增加剂量，其他新药疗法包括环孢霉素，FK-506，已取得一定成效。可因肝衰竭、肝硬化或并发感染而死亡。

怎样防治酒精性肝炎

所有患者均须永久戒酒；给予高蛋白饮食，有助于恢复。有肝昏迷征兆者，应给予低蛋白或无蛋白饮食。食欲不振、恶心呕吐者应静脉补充热量（以葡萄糖为主），多种维生素 A、B 族、C、D、K，补充叶酸和钾盐。最近根据本病的免疫机制理论，认为大剂量激素可降低酒精性肝炎，特别是降低肝性脑病者的死亡率，但对病程无影响。对重型酒精性肝病患者，适当补充含支链氨基酸的复方氨基酸制剂，以改善全身状况，纠正负氮平衡。

药物性肝炎的治疗原则

（1）立即停用有关或可疑肝损害的药物。

（2）卧床休息，配合饮食疗法（同病毒性肝炎的饮食），给予维生素 B 族及维生素 C。

（3）深度黄疸应静滴葡萄糖、维生素 C，静滴中药茵栀黄，维持电解质平衡。

（4）根据药物情况给予相应的解毒剂。

（5）明显胆淤者可试予泼尼松治疗。

（6）并发暴发性肝衰竭，应按急性重型肝炎的原则处理，可采用人工肝或人工肾清除药物，并应用特殊解毒剂；对乙酰氨基酚引起肝坏死，可用 N- 乙酸半胱氨酸解毒。

怎样治疗重症肝炎

急性重症肝炎病死率高，目前尚无特效治疗，一般采取综合性治疗措施。

（1）一般治疗：绝对卧床休息，防止交叉和继发感染，以清淡低脂流质饮食为主，昏迷患者应鼻饲，通过胃管注意有无胃肠道出血，有肝昏迷前期症状者，不能食高蛋白饮食，有腹水者适当限制补液量。

（2）抗病毒药物：国外报道使用膦甲酸钠治疗，取得满意疗效。

（3）免疫调节剂应用：①对早期患者免疫学检查有较强免疫反应者，选用琥珀酰氢化可的松，可减轻肝细胞损害；②大剂量强力宁可减轻肝脏炎症反应。

（4）促肝细胞生长素：能刺激受损肝细胞合成 DNA，促进肝细胞再生，降低体内肿瘤坏死因子从而达到治疗重症肝炎目的。临床报道对重症肝炎应早期、大剂量应用（160 ~ 200mg/ 日）极重者可用至 300 ~ 400mg/ 日，若合并用大剂量胸腺素（100 ~ 200mg/ 日），可提高疗效。

（5）活跃微循环药物的治疗：在综合治疗的基础上加有莨菪类药物或小剂量肝素、丹参等改善微循环的药物，可明显提高重症肝炎存活率，减少肝肾综合征的发生。

（6）肝昏迷的治疗可参见肝硬化肝昏迷的治疗。

（7）重症肝病患者并发上消化道出血、感染脑水肿、肾功能衰竭和电解质紊乱时，必须加强对症处理，禁用肝肾毒性药物，可参见肝硬化治疗的有关章节。

治疗慢性乙肝的最新药物

治疗慢性乙肝的目标是抑制 HBV 的复制，促使肝病缓解和预防肝硬化及肝癌的发生。早期研究证明，我国患者对干扰素治疗有效率低，有副作用，且价格昂贵。目前临床评价新的抗病毒制剂拉米夫定和泛昔洛韦最有希望。拉米夫定对 HBV 反转录酶和 RNA 聚合酶活性均有抑制，拉米夫定表现出良好的耐受性和抑制 HBV 复制的效用，使失代偿性肝硬化或肝移植后复发肝病患者得到改善，用法为 100mg/ 次，持续 1 年。泛昔洛韦是口服的喷昔洛韦的前体，可抑制 HBV-DNA 聚合酶活性，并抑制 HBV 反转录的起动，且耐受性好，并能有效抑制 HBV 在慢性肝炎失代偿性肝硬化或肝移植后复发乙肝患者中的复制。两药短程治疗后很少有持续疗效，且有抗药突变体报道，目前仍是实验性治疗。

第 5 章

康复调养

三分治疗七分养，自我保健恢复早

怎样接种乙肝疫苗

除新生儿外，接种前应检查血清 HBsAg 和抗 –HBs，若二者均为阴性，就可以注射乙肝疫苗，若其中一项是阳性，则不需要注射。一般注射方法是分别在 0、1、6 个月注射乙肝疫苗 $10\mu g$；但母亲是 HBsAg 单阳性的新生儿，HBsAg 阳性者的密切接触者，高危医务人员以及无条件检查 HBsAg 的地区，应首次注射 $30\mu g$，即分别在 0、1、6 个月注射乙肝疫苗 $30\mu g$、$10\mu g$、$10\mu g$。母亲是 HBsAg 和 HBsAg 双阳性的新生儿应乙肝疫苗与乙肝免疫球蛋白联合应用，方法是在出生后 0、6 小时内注射乙肝免疫球蛋白各 1 支，并在 2、3、6 个月分别注射乙肝疫苗 $10\mu g$。

澳抗阳性儿童能上幼儿园吗

我国公民对乙型肝炎普遍易感，儿童更容易患病。为保护儿童健康，入托、入园前做乙肝表面抗原检测已成常规。我们认为检测的目的不是为了把乙肝表面抗原阳性儿童拒之门外，而是要为他们单独成立托儿所、幼儿园，以便管理和隔离。可选择乙肝表面抗原阳性的保育员和工作人员担任该所（园）、班的阿姨。在该所（园）

的乙肝表面抗原阴性的管理人员一定要注射乙肝疫苗。不能成立单独机构的地方和单位，应在幼儿园中设立乙肝表面抗原阳性儿童班，从隔离条件上减少他们与阴性儿童的接触。

如果有条件，给未感染过乙型肝炎的儿童和工作人员注射乙肝疫苗，这样即使有个别乙肝表面抗原阳性的儿童入托，他们也已具备抵抗能力，园内也就没有必要为"澳抗"阳性儿童单独分班了。

👨‍⚕️ 目前应用的乙肝疫苗有哪几种，其各自的优缺点

目前临床上应用的乙肝疫苗主要有以下几种。

（1）血源性乙肝疫苗：此疫苗是用无症状的HBsAg携带者的血液制成，故称血源性乙肝疫苗。它的制备步骤大致是采用高滴度HBsAg阳性携带者血液，分离出血浆并除去其中有感染的HBV颗粒后，再将HBsAg予以浓缩与纯化，充分灭活，以消灭其中可能存在的一切已知病毒和HBsAg表面可能存在的全部宿主蛋白，然后添加佐剂及防腐剂。为确保疫苗的安全，每一阶段均取样做无菌试验、热源试验及动物安全试验等，以检查疫苗中有无其他病原体及血液中的抗原物质。此种疫苗的免疫原性与安全性均已获得解决，但尚

有一些缺点：①为防止可能存在的某些病原体在制备过程中逃避灭活，采用了严格、复杂且费时的物理与化学方法纯化 HBsAg 抗原与灭活措施，使制备成本提高而疫苗产量不高。②随着乙肝疫苗长期而广泛的使用，无症状 HBsAg 携带的数目势必逐渐减少，最终将难以再用他们的血液制备疫苗。

（2）基因工程疫苗：利用基因工程研制重组 DNA 乙肝疫苗，曾先后研制过大肠杆菌系统、啤酒酵母细胞系统、哺乳动物细胞系统和牛痘病毒系统的重组乙肝疫苗。目前多用酵母基因的重组疫苗。其具有良好的免疫原性，免疫应答特点与血源性乙肝疫苗基本相似，且多无严重的不良反应。尽管它含酵母蛋白不超过 1%，但对其产生变态反应的担忧尚未完全排除。

（3）含前 S 蛋白的乙肝疫苗：目前临床上应用的血源性疫苗与基因工程疫苗，均只含 HBsAg 蛋白，当证实 S 蛋白能增强 HBsAg 的免疫应答后，又注意到单纯只含 HBsAg 蛋白的疫苗对血液透析患者与新生儿免疫效果较差时，遂生产出添加前 S 蛋白的酵母源性重组乙肝疫苗，它确能明显地增强免疫应答。

为何乙肝疫苗接种的部位选用三角肌而不在臀部肌内注射

在近年的乙肝疫苗普种过程中，国外发现在臀部肌内注射疫苗与低应答率有关。为此英国有人立题对疫苗受试者（成人）的接种解剖部位进行研究。

上臂接种部位取距肩峰嵴5cm的三角肌中间区；臀部接种在外侧角限，针头刺入皮肤后不使皮肤出现凹陷为度。各组采用的乙肝疫苗剂量、时间、次数、收集血清标本时间和检测指标均一样。

结果表明，乙肝疫苗接种的解剖部位影响抗体应答。在上臂三角肌接种者的抗体滴度（在接种后8～12个月）比臀部接种者高17倍，而臀部采用2.54cm（1英寸）针头则不一定能将疫苗注入肌肉。

因此目前成人接种乙肝疫苗都选用三角肌部位，而婴儿和新生儿则可在腿前外侧肌肉接种。

血源性乙肝疫苗会传播艾滋病吗

（1）用血源乙肝疫苗接种的212例男性同性恋者（与对照组比较），无一例引起抗艾滋病毒的抗体反应，而乙肝表面抗体的产生和保护效果良好。

（2）有人分别以灭活乙肝病毒的胃酶、尿素、福尔马林等方法对艾滋病毒作灭活处理，结果发现，3种方法都能成功地杀灭艾滋病毒。

（3）对市售的刚出厂的血源性乙肝疫苗进行最先进的方法检测，均未发现有艾滋病毒的去氧核糖核酸的存在。

（4）艾滋病毒比乙肝病毒对消毒的抵抗力弱得多。制备乙肝疫苗的灭活方法可以消灭已知的各类病毒，艾滋病毒更不在话下。

因此，血源性乙肝疫苗是一种高度安全的疫苗，不会传播艾滋病。

新生儿都要接种乙肝疫苗吗

从理论到实践考核分析，抓好新生儿乙肝疫苗普种的关键性环节，大约需要持续25年左右的努力，我国可望由乙肝的高发区改变为低发区，完全达到欧美乙肝低发国家的水平。

北京市从1991年起，每年为15万新生儿注射乙肝疫苗。各省市政府和卫生防疫部门，也正在创造条件，逐步实现对新生儿普种乙肝疫苗的计划。

急性乙肝病毒感染者的家庭接触者都应注射乙肝疫苗吗

如果母亲和保姆患急性乙型肝炎，那么12月龄以下的婴儿应注射乙肝高效价免疫球蛋白，同时进行乙肝疫苗0、1、6三次接种；婴儿的父亲在与爱人性接触后注射乙肝免疫球蛋白预防感染是有效的；非明确接触过患者的血液（如共用牙刷、剃刀）者或家庭一般生活接触者不必处理。如果患急性乙型肝炎的患者成为乙肝病毒携带者，则其家庭接触者都应接种疫苗。

母婴间乙肝病毒传播的预防措施

据研究，HBsAg阳性的母亲通过分娩时感染给婴儿，是乙型肝炎重要的传播途径，而且HBsAg阳性母亲所生婴儿中40%～70%将成为慢性HBsAg携带者。如果母亲HBsAg阳性，还伴有HBeAg阳性（简称双阳性），那么母亲在分娩过程中对婴儿的感染率就更高，可达90%以上。慢性HBsAg携带者不仅可成为社会上的传染源，而且可发展为慢性肝炎，有部分患者在肝硬化的基础上死于肝癌。因此阻断母婴间乙肝病毒的传播是很重要的。其具体办法如下：若母亲为HBsAg和HBeAg双阳性，在婴儿出生后 6 小时之内及 1 个月后各注射 1 次乙肝免疫球蛋白，然后在 2、3、6 个月各注射乙肝疫苗 20μg。若母亲是 HBsAg 单阳性，可在婴儿出生后 24 小时之内及 1、6 个月各注射乙肝疫苗 20μg，经统计效果良好，对婴儿的保护率可达 95% 以上。

家庭中乙肝表面抗原携带者的注意事项

乙型肝炎病毒感染在社会上有家族聚集性，一个家族中往往有好几个 HBsAg 阳性的成员，这主要是通过长期密切接触及母婴间传播的。对于家庭中 HBsAg 阳性成员来说，应注意个人卫生，妇女要特别注意经期卫生，防止通过血液传播，同时要注意不要让自己的唾液或其他分泌物污染周围环境，感染别人。食具、修面用具、洗刷用品要同别人分开，并定期消毒，可用 0.2% 的 84 消毒液浸泡 20 分钟或煮沸 30 分钟。夫妻间也要注意性生活卫生。

乙肝表面抗原携带者能过性生活吗，应注意些什么

若夫妻一方是乙肝表面抗原携带者，一般情况良好，肝功能正

常者，可以过正常性生活，但要注意性生活卫生，防止将乙肝病毒传染给配偶。若配偶有自身保护能力（即抗 –HBs 阳性），可以像正常人一样过性生活；若配偶 HBsAg 及抗 –HBs 均为阴性，应尽早注射乙肝疫苗以产生抗体；配偶未注射乙肝疫苗之前，性生活时最好用避孕套。

与乙肝表面抗原携带者在一起工作会被传染吗

由于乙肝病毒主要经血液和体液传播，消化道传播的概率很低，而通过间接接触传染乙肝病毒的概率就更低了。健康人与乙肝表面抗原携带者在一起工作，虽然会共用办公桌、椅、门、窗、电话及书写工具等，但均属间接接触，一般不会被传染，只是乙肝表面抗原携带者的餐饮具及洗刷用具要单独使用，不要与其他人混用。

乙肝表面抗原阳性的人有无传染性，可以结婚吗

日常生活中常会遇到一些非常健康的人在查体中发现乙肝表面

抗原阳性，便以为自己得了乙肝，心情非常沮丧，而其周围的人也非常紧张，害怕自己被传染，尤其是未婚青年更为自己的前途担忧。事实上，单凭乙肝表面抗原阳性是不能断定其有无传染性的，而主要取决于病毒在肝内的复制程度。如果病毒的复制很活跃，大量的病毒颗粒释放到血液中去，这个人的血液就有很强的传染性。

反映乙肝病毒复制的指标有很多，如 HBsAg，HBV–DNA、抗 –HBcIgM 等，最简便的方法就是查一下乙肝五项指标。如果 HBsAg、HBeAg 和抗 HBc 三项阳性（即为"大三阳"），其血液就有高度传染性；如果抗 –HBe 阳性，其血液的传染性就较低。

一般来说，HBsAg 阳性者可以和正常人一样参加工作、学习和社交活动，他们对周围的健康人群不构成明显的威胁。HBsAg 阳性携带者结婚前最好先查一下本人的 HBeAg 和抗 –HBe，如果抗 –HBe 阳性，说明传染性较低，可以结婚；如果 HBeAg 阳性，就要再查对方的血清，如果是抗 –HBs 阳性，说明对方对乙肝病毒已有免疫力，不会再感染。如果对方 HBsAg、抗 –HBs 和抗 –HBc 都是阴性，则可注射乙型肝炎病毒灭活疫苗，待体内产生保护性抗体后再结婚。

家中有肝病患者时如何预防感染

家中有人患肝炎后应采取预防措施，防止肝炎在家庭成员中传播。首先应送患者去医院隔离治疗，暂时尚不能住院者应在家里进行隔离治疗。其次是切断传播途径。具体方法是①隔离患者。②与肝病患者分餐，餐具独用，用后单独进行煮沸，时间为30分钟，清洗后备用。患者剩的饭菜等要煮沸消毒后弃去。③患者专用便器，患者的粪便及排泄物要进行彻底消毒。④患者换下的内衣、内裤、床单，最好煮沸15分钟，或放于0.2%的84消毒液浸泡20分钟后再用肥皂洗净，清水冲洗。⑤患者用过的物品也可用84消毒液浸泡消毒。⑥患者或护理患者的家属，要养成饭前便后洗手的习惯，接触污物后也要洗手。

急性肝病患者与慢性肝病患者应如何隔离

急性期乙肝患者体内病毒复制旺盛，传染性强，因此急性乙肝患者必须住院隔离治疗，防止传播感染他人。其隔离时间长短视病情而定。慢性乙肝患者是否隔离治疗，要看乙肝患者血内乙肝病毒复制指标而定，若乙肝五项指标化验为"大三阳"（即HBsAg、HBeAg及抗HBc

阳性）或 HBVDNA 阳性，说明病毒复制活跃，传染性强，应当和急性乙肝患者一样隔离治疗。但我国是乙肝的高发区，乙肝表面抗原阳性携带者约占总人口的 10%，都住院治疗有一定困难，若乙肝病毒复制标志不明显者，也可以采取相应的措施在家中隔离治疗。

乙肝患者及病毒携带者血液怎样处理

认真做好乙肝患者的血液处理是杜绝乙肝传播的重要环节，这部分人的血液如果污染了地面，应用纸擦拭干净，不可用拖把擦洗，以免扩大污染面，沾有血液的纸应立即焚烧掉。乙肝病毒耐低温，不耐高温，在一定的环境中能生存 70 年，高温 100℃感染性消失，高压蒸气消毒 121℃、15 磅，15 ～ 30 分钟即可杀死，不耐、高压的物品可用 0.2% ～ 0.3% 的 84 消毒液浸泡 20 分钟。

病毒性肝炎的治愈标准

（1）急性肝炎

①出院标准: 疗程结束具备以下各条件可以出院。a.隔离期满（乙型肝炎不做此要求）；b.主要症状消失；c.肝恢复正常或明显回缩，

肝区无明显压痛或叩痛；d.肝功能检查恢复正常。

②基本治愈标准：符合出院标准后，随访半年无复发者（乙型肝病患者要求HBsAg转阴，如HBsAg持续阳性，肝功能正常者，应诊断为HBsAg携带者，肝功能异常者应诊断为慢性肝炎）。

③治愈标准：符合出院标准后，随诊一年无异常改变者（乙型肝病患者要求HBsAg转阴）。

（2）慢性迁延性肝炎：除隔离期一项外，同急性肝炎。

（3）慢性活动性肝炎

①好转标准：a.主要症状消失；b.肝脏肿大稳定无变化，且无明显压痛及叩痛；c.肝功能检查正常或轻微异常；d.病毒复制标志水平降低（滴度较低或P/N值降低）。

②基本治愈标准：a.自觉症状消失；b.肝脏肿大稳定无变动或回缩，无叩痛及压痛；c.肝脏功能检查正常；d.病毒复制标志消失而HBsAg仍可持续存在；e.以上各项保持稳定一年以上。

甲型肝病患者的唾液有传染性吗，用唾液是否可以诊断甲肝

回答是肯定的。甲肝患者的唾液有传染性，因为从急性甲肝患

者采集得来的唾液，无论经口还是经静脉接种给黑猩猩，均使黑猩猩患了甲肝，因此认为甲肝病毒可以通过唾液传播。

用唾液也可以诊断甲肝，国外有人用放射免疫法，从甲肝患者急性期或近期感染甲肝病毒者采集得来的唾液，以及在近6周内出现黄疸者的唾液标本中，均检出了甲肝病毒抗体免疫球蛋白M。以此来诊断甲肝，获取标本是非侵袭性的，不会给患者增加痛苦。

甲肝能发展成慢性肝炎吗

一般来说，甲肝绝大多数呈自限性，极少慢性化。甲肝即使呈迁延经过，但仍为良性过程，肝组织学并无明显的病变。但少数甲肝，不仅在临床上呈迁延经过，而且肝组织学亦有明显的慢性化改变，表现为门脉区纤维化，部分门脉区之间有结缔组织狭条相联结，不同程度的淋巴细胞浸润，且超越界板，部分达到小叶中区，小叶区可见个别细胞脂肪变性和肝细胞坏死，肝组织结构基本正常。由此可见，对于甲型肝炎发展成慢性化的问题应引起足够的重视。

甲肝愈后还会得其他类型的肝炎吗

首先要明确肝炎不只是一种病，而是一个疾病群。甲型肝炎只是肝炎的一个类型。能导致急性肝炎的病毒至少有 7 种，即甲、乙、丙、丁、戊、己、庚 7 种病毒。除丁肝病毒只有在乙肝病毒存在的条件下发生双重或再感染外，其余 6 种病毒均可造成独立的再感染，它们形态不同，抗原性不同，相互间无交叉免疫，因此甲肝痊愈后，仍可患其他各型肝炎，从理论上讲，一个人可患 1 ~ 5 次急性肝炎。事实上，一生中患两次肝炎者也大有人在。

患甲肝后有免疫力吗，免疫力能维持多长时间

人体只要感染了甲肝病毒，临床上无论是产生显性的甲型肝炎还是隐性感染，均可从其血清中测得甲肝病毒抗体滴度的逐步增高。在病后 23 个月时达高峰，并至少在 5 ~ 7 年内保持牢固的免疫力。已具有免疫力者再度感染甲肝病毒可引起激发反应，使已经下降的抗体滴度再度升高，从而使感染者获得稳定而持久的保护性抗体，使免疫力维持更长时间，甚至终身。

有报道指出，甲肝患者治愈后，偶有不明原因的抗体丧失者，这些患者仍可再次感染甲肝病毒，并出现短暂的无症状排毒。

怎样预防甲型肝炎

（1）从根本上说，应发展经济，提高人民的物质文化生活水平，改善居住条件，普及卫生常识，搞好环境及个人卫生。

（2）管理好传染源，早期发现患者，特别是在甲肝流行区，不仅隔离现症患者，更为重要的是早期发现并隔离现症患者周围的隐性感染者。

（3）切断传播途径是预防本病的重要环节，加强饮食、水源及粪便的管理，养成良好的卫生习惯，饭前便后洗手，共用餐具消毒，最好实行分餐，生食与熟食切菜板、刀具和贮藏容器均应严格分开，防止污染。

（4）保护易感者，包括被动免疫和主动免疫两种方式。a. 被动免疫：对家庭内密切接触者，尤其是婴幼儿，应于接触后一周内肌内注射丙种球蛋白，剂量为每千克体重 2 ~ 5ml，成人为 5ml，有一定预防作用。b. 主动免疫：甲肝减毒活疫苗及灭活疫苗已研制成功，动物实验和人体应用，证明能产生保护性抗体，可以广泛应用。

乙型肝炎能通过动物传染吗

嗜肝去氧核糖核酸病毒族中有土拨鼠肝炎病毒、地松鼠肝炎病毒和鸭肝炎病毒，人的乙型肝炎病毒也属于这个病毒族。但是这些病毒只能感染相应的对象，前3种病毒都不能传染人类。一般来说乙肝病毒只能通过人传人。

乙型肝炎的传染源主要是患者。在急性乙型肝炎的潜伏后期和发现初期，传染性最强。在流行病学的调查中发现，患无黄疸型乙型肝炎的患者在数量上较黄疸型乙型肝炎多 5 ~ 10 倍，由于没有黄疸，发病初期不易被发现，因此对易感人群更具有危险性。另外，乙肝病毒的慢性携带者约占我国人群的 10% ~ 20%，由于这些人群长期携带病毒，在潜在和母婴垂直传播上，起着十分重要的作用。乙肝表面抗原阳性母亲往往可使全家和子孙后代都带有乙肝病毒；在我国对乙型肝炎的社会调查中，发现乙肝病毒携带者、慢性肝炎、肝硬化及肝癌者有成簇聚集的倾向，这种聚集倾向与女性带毒密切相关。说明乙型肝炎在人传人的播散中，女性病毒携带者应视为重点对象。另外，当慢性乙型肝病患者在复发或病情恶化时亦具有传染性，也应密切注意。

为何要强调肝脏患者的自我保健

随着医学水平的提高及医学知识的普及，医患关系的观念已由被动就医向"指导－合作型"或"共同参与型"的模式转化，对待一些自限性疾病、慢性病和某些疾病的康复过程和相对稳定阶段，现代医疗更提倡在医生指导下患者自我疗养。

唾液能传播丙肝吗

国外有人收集感染丙肝黑猩猩的唾液，经皮接种于另一只猩猩后，被接种的黑猩猩虽无临床症状，但电子显微镜证实确已感染了丙肝病毒。这提示患丙肝的黑猩猩的唾液中，可能会有丙肝的传播因子并能经皮传播给其他黑猩猩。

国外对丙肝患者的配偶和直系亲属调查发现，其家庭成员中丙肝抗体阳性率为 4.9%，临床丙肝患者唾液中 40% 能测出丙肝病毒核糖核酸（HCVRNA）阳性。认为接吻、唾液污染可能是造成家庭成员和密切接触者传播丙肝的重要方式之一。

丙肝能通过性接触传播吗

美国疾病控制中心调查 1988 年急性丙肝的传播途径时发现，仅 6% 的患者有输液史，5% 的患者有血液接触史或血液透析史，46% 的患者有静脉内滥用毒品史，10% 则是与家庭中有肝炎病史者有性接触的主妇或性伴侣。另一次对照研究表明，凡有 2 个以上异性伴侣的人群组，较无性伙伴的对照组的丙肝发病率高 11 倍；有性接触或家庭内接触丙肝患者较对照组高 6 倍。可以认为，性接触在丙肝的传播中起重要作用。

丙肝的预后如何

虽然丙肝临床症状相对较轻，但易向慢性化转变，血清转氨酶常呈波浪起伏性升高，持续达 6 个月者（占 57%）比乙肝（占 28%）更为多见。长潜伏期和轻型或无黄疸型者，易发展为慢性；女性较男性更易发展为慢性；老年和高剂量丙肝病毒急性感染者易发展为慢性；经皮传播者，特别是输血后丙肝较非肠道外传播者更易发展为慢性。其中 10% ～ 20% 患者发生肝硬化，有时患者在急性起病后几个月至 1 年之内，在无症状的情况下，不知不觉地演变为肝硬化，而且，少数患者病情发展迅速，预后不良。

丙肝与原发性肝癌有关系吗

丙肝病毒感染后，尤其是已有肝硬化者，发生肝癌的危险性相应增加。丙肝在多年后可发展为肝硬化，甚至发生肝细胞癌。急性丙肝一定要转为慢性后才可能发展为肝组织纤维化、肝硬化、肝癌，迅速恶性变者约要历时 13 ～ 17 年，缓慢恶性变者需 25 年或更长。定期检查丙肝患者的血清转氨酶及甲胎球蛋白水平，对了解病毒血症和病变活动情况以及对预防肝硬化、肝癌的发生很有必要。

怎样预防丙肝

丙肝病毒感染后，人体并不产生对同源或异源病毒的免疫保护作用，目前尚无疫苗可用。有人使用非特异性的免疫球蛋白作为被动免疫，效果亦欠佳，似乎没有中和抗体，因此，目前预防丙肝只能通过间接手段。

（1）尽量减少输血。

（2）尽量用志愿供血者的血，而不用职业供血者的血。

（3）筛查供血者的血清丙氨酸氨基转移酶，丙肝抗体及乙肝核心抗体。

（4）进行有创检查或治疗时，一定要严格无菌操作。

（5）采取教育和宣传手段，禁毒，禁止卖淫嫖娼，禁止注射毒品。

如何预防丁肝病毒的感染

（1）乙肝疫苗的接种：经研究证实对乙肝免疫的个体可以防止丁肝病毒的感染，因而乙肝疫苗的接种可有效预防乙肝病毒的感染和随之发生的乙肝和丁肝的混合感染。

（2）丁肝抗体阳性的孕妇，所有乙肝 e 抗原或 e 抗体阳性母亲所生婴儿，都应接种乙肝疫苗，以防止丁肝的母婴垂直传播。

（3）防止丁肝病毒在乙肝表面抗原携带者中间的传播：应保护皮肤黏膜免受损伤，避免不必要的针刺文身，并应注意清洁卫生，防止蚊虫叮咬。

（4）做好供血者的安全筛选检测，不随便使用血液制品。

（5）取缔吸毒：在国外已注意对静脉内药瘾者的丁肝抗体普查工作。

（6）丁肝病毒感染率在妓女和性乱者中较高：目前亦已肯定丁肝属性传播性疾病，因此预防和杜绝性乱，积极防治性病亦是预防丁肝的措施之一。

酒精性肝炎的预后

酒精性肝炎预后较差，但如能及时禁酒和住院治疗，多数可恢复。如已有慢性酒精性肝病基础者，如患者继续饮酒，则不可避免地会发展为肝硬化或并发肝衰竭，也有部分酒精性肝炎发展为肝纤维化，而不发展为肝硬化，据统计 7 年内病死率在 50% 以上，与预后有关的因素有脑病、腹水、凝血酶原活动度、肾衰竭。死亡原因主要为肝衰竭。偶可死于肺脂肪栓塞引起的休克、低血糖和急性胰腺炎。

如何预防输血后肝炎

（1）严格筛选供血者和献血者，大力提倡义务献血。资料表明职业供血员中肝炎病毒携带率远高于无偿献血人群。

（2）加强血液制品生产的管理，对采血和输血器材严格管理，对采出的血液严格进行检验，合格的血液才能供给临床使用。检验方法、设备及试剂必须符合规定。

（3）严格掌握用血及制品的适应证，减少不必要的输血。

（4）对因偶然失误而被输入带有乙型肝炎病毒的受血者，应立即注射高效价免疫球蛋白，1月后重复注射1次，可以防止发病，但不能预防感染，此法只用于预防输血后乙肝，对于输血后丙肝无效。

慢性肝病患者的休养

慢性肝炎中最重要而常见的为乙型肝炎，主要是由于病毒DNA整合入人体肝细胞DNA中，或者是肝脏组织增生和体内的一些免疫反应作用，使肝炎慢性化。因此，临床虽然治愈，肝功正常，症状消失，但肝脏的病理修复仍未正常，且体内病毒没有完全消失，肝脏的病毒损伤仍在进行。因此症状消失，肝功能恢复半年以上，才可逐渐恢复工作，并应做到劳逸结合，定期检查，观察病情变化，至少要一年以上。

肝病患者应怎样安全用药

磺胺类、对氨水杨酸、非那西汀、含磺的造影剂、新生霉素、蛋白合成激素避孕药，在一定程度上引起胆红素代谢紊乱，引起黄疸和转氨酶升高。

对乙酰氨基酚、治疗血吸虫药物、驱虫的硝硫氰胺、6-巯基嘌呤、硫唑嘌呤和光辉、丝裂、逢力、争光、放线霉素等抗肿瘤药物以及安昼明、大量烟酸等降脂药、治疗皮肤病的氨甲喋啶以及中药跌打丸都可因剂量大而引起肝细胞坏死，甚至小剂量也可引起变态反应而发生转氨酶升高、黄疸，亦有死亡的报告。

利福平和异烟肼是常用有效抗结核药，但往往引起过敏性肝炎和胆汁淤积；治疗糖尿病的甲苯磺丁脲、氨甲磺环己脲均极易引起肝损害，吲哚美辛可引起严重肝坏死；氯丙嗪、丙氯拉嗪、三氟拉嗪等均可引起胆汁淤积性黄疸。依托红霉素引起黄疸，静脉滴注四环素引起肝坏死，三醋夹桃霉素所致黄疸已有很多报道。

滥用改变血流动力学的血管收缩药和抗高血压药、全身麻醉药和部分镇静安眠药，以及神经阻断药，长期采用活血化瘀的中西药物都有可能引起肝脏血液循环功能障碍，产生新陈代谢功能紊乱，造成肝功障碍迟迟不愈。

在一部分急性肝炎和慢性活动性肝炎，大量长期应用皮质激素，可因脂肪代谢紊乱出现肥胖、免疫功能抑制和继发细菌、霉菌感染。进食良好的慢性肝病患者，长期大量应用葡萄糖液静脉滴注，可引起脂肪肝，以致肝功长期不良。又如重症肝炎伴有腹水或尿少的患者，不适当地应用强效利尿剂,常易引起大量水电解质丢失,诱发肝昏迷。

由此可见,肝病患者用药过多,用药不合理或盲目用药,往往弄巧成拙,影响病情甚至加重肝损害。任何药物几乎都要经过肝脏代谢,不管中药、西药,都有它能治疗疾病的一方面,亦有它产生副作用的一方面。更多的药物能否造成肝损害还缺乏研究,因此肝病患者在自我疗养中,在治疗肝病及并发症时,应注意慎重地、合理地选择用药。

肝病患者滥用保肝药有何害处

肝脏是人体中最大的代谢器官,多种药物都必须在肝脏内分解、转化、解毒。滥用保肝药就必定增加已经有病肝脏的负担。另外不能排除某些药物中存在有毒成分。药物之间有无拮抗或化学作用,药物相互作用的结果又往往导致肝细胞再受损、脂肪肝或纤维化。

较长期滥用保肝药还会增加患者对药物的依赖心理,干扰用药的科学性和针对性。对身体有害的药物副作用也会随之发生。如长期大量补充葡萄糖,可加重胰腺胰岛细胞的负担,诱发糖尿病。过多服用维生素,可造成体内维生素代谢失调,也能引起头痛、头晕、恶心、呕吐、疲乏,甚至过敏现象。又如祛脂药物仅对肝脂肪浸润或脂肪肝有治疗意义，对急性肝炎、肝硬化用之有害无益，蛋氨酸吃多了还可诱发肝昏迷。丙酸睾酮和苯丙酸诺龙等蛋白合成药可诱发黄疸，促发性激素混乱。三磷腺苷和辅酶 A 长期使用可引起心悸、胸闷、出汗、眩晕甚至过敏性休克。大多数的中草药对肝炎的疗效不确切，盲目使用有害无益。

因此对各型肝炎用药宜少而精，只有正确掌握、协调好休息、饮食、药疗之间的关系，加强自我疗养，才能促使肝病早日康复。

家中肝炎病毒常用的消毒方法

（1）煮沸消毒：100℃ 1 分钟就可使乙型、丙型、丁型及戊型肝炎病毒失去活力和传染性。如煮沸 15 ~ 20 分钟以上就可将各型肝炎病毒杀灭。这是每个家庭最简便易行的消毒方法。对食具、浴巾、衣服的消毒较适宜。塑料制品、合成纤维、皮毛制品则不能采用此法。肝病患者的剩菜、剩饭也需用此法消毒后再弃去。

（2）焚烧：肝病患者污染并丢弃的杂物、一次性医护用品及垃圾，经焚烧达彻底消毒。

（3）高压锅及蒸汽消毒：有指示的高压锅采用 15 磅压力，121℃ 10 ~ 15 分钟可杀死各种肝炎病毒。用蒸笼蒸煮或家用高压锅待冒气盖阀后至多 20 分钟均可达到消毒效果。

（4）漂白粉消毒：常用 3% 的漂白粉上清液用于厕所、马桶、垃圾的喷洒消毒，便盆浸泡 1 小时；患者呕吐排泄物用 10%～20% 漂白粉 2 倍量充分搅拌后放置 2 小时。

（5）市售优安净（洗消静）、食具 333、84 肝炎洗消液实际上都是含氯消毒剂，可按说明书参考使用。实验证明：新洁尔灭、氯己定对乙型肝炎病毒的消毒效果尚不肯定；度米芬、来苏儿、苯酚、米醋、熏醋对乙型肝炎病毒均无作用。

（6）过醋酸，即过氧乙酸，用 0.3%～0.5% 的浓度时可进行房屋地面、木制家具、塑料用品的消毒。室内按 0.75～1g/m³ 喷雾后密闭 30 分钟熏蒸，可做居室和暴露物品表面及空气消毒。肝病患者及其家属在饭前、便后用 0.2% 过氧乙酸液泡手 2 分钟。

怎样估计自己的肝病是否恶化

在肝病自我疗养中，如出现下述症状时，要视作病情波动或恶化，应即刻就医检查治疗。

（1）出现高度疲乏，以致生活自理都感困难。

（2）高度食欲不振，每天主食难以维持 200g。

（3）高度腹胀，以午夜为重，引起坐卧不安，彻夜难眠，气短发憋。

上述"三高征"单独出现一个，若休息、饮食及自身调理不能缓解者，应立即就医。

（4）明显出血倾向。近期不仅齿龈出血、鼻衄，皮肤黏膜也出现出血点，注射针刺部位出现瘀斑，出现柏油样黑便甚至血便，化验凝血酶原时间降至＜40％以下。如有呃逆不止，应视作有消化道出血的先兆。

（5）下肢浮肿，颜面胖肿，腹围增加，出现腹水者。

（6）尿量日趋减少，一日少于500ml。

（7）近期出现难以控制的低热，伴中性白细胞增高者。

（8）查出低血钠、低血钾和低血糖，经一般处理不能缓解者。

（9）发现患者神志反常，突然兴奋多语，但语无伦次，定向、计算能力障碍者，要注意肝昏迷的发生。

（10）黄疸再现或相对稳定的低黄疸指数骤然升高。

肝病自我疗养者及其家属，平时对上述十大指征，应作为经常观察的重点。至于定期复查血清转氨酶，半年至一年查一次"二对半"（乙肝表面抗原及抗体、e抗原及抗体、核心抗体），做一次甲胎蛋白，每年检查一次B超，应当作自我疗养中与医院联系的常规。

第 6 章

预防保健

运动饮食习惯好，远离疾病活到老

肝病患者为何要戒酒

酒的主要成分是乙醇，乙醇本身对肝脏没有损害，但是人饮酒后，首先乙醇到达肝脏进行分解，产生乙醛，而长期大量的乙醛可以导致肝脏内小静脉周围的成纤维细胞增生，久之形成肝脏的纤维化。同时，乙醇的代谢产物乳酸，可刺激胶原的合成，使胶原堆积，这些都可以影响到肝细胞与血液间营养与代谢产物的交换，影响肝细胞功能。同时乙醛可损害肝细胞膜系统，使肝细胞亦受细胞毒物的损伤，从而进一步加重肝细胞损害，产生坏死。人在大量饮酒后，第二天，肝功转氨酶均有不同程度的升高。

肝病患者，本身肝脏就有损害，如果饮酒，就会进一步加重这种损伤，使病情恶化，急性转为慢性，甚至转为肝硬化，因此肝病患者一定要忌酒。

肝病患者如何控制活动量

急性肝炎恢复期的患者，可适量增加活动量，如散步、打太极拳或做气功等，但应注意，以不感到疲劳为标准，切忌肝功能刚刚恢复正常就从事较重的体力劳动或踢足球等剧烈活动，这样很容易使病情反复，出现肝功异常和肝区不适等症，使以前的治疗前功尽弃。

一般来讲，甲型肝炎或戊型肝病患者，治愈半年以上者可以参加剧烈活动。而乙型肝病患者，虽自觉症状消失，肝功正常，但不能认为已经痊愈，必须使乙肝表面抗原转阴后，才是完全治愈。这时亦应注意活动量，剧烈的活动如打球、参加体育比赛等，应尽量避免，在随访两年以上无变化者，才可像正常人一样活动。

肝病患者应注意情志调养

中医学认为过喜伤心；思虑过度伤及脾胃；恼怒则伤肝，使人两胁胀痛，口苦等。西医学认为当人情绪低落时，人体的免疫力就下降，亦容易使人得病，而暴怒会使人处于不平静状态，使肾上腺素分泌异常而损害机体的主要器官之一——肝脏，从而导致疾病缠绵不已，甚至加重病情。

对于肝病患者，特别是乙肝患者，由于现在还没有特效药物治疗，因此患者往往思想负担过重，害怕转化为慢性肝炎，甚至肝硬化。情绪低落影响了肝胃的运化功能，进一步加重内脏的失调，使肝功变化，症状加重，不利于疾病的痊愈。因此，肝病患者首先要对自己的疾病有一个正确的认识，要事事看得开，保持乐观的精神状态，积极配合治疗，这样才能加速疾病的痊愈。

肝病患者的性生活应注意哪些问题

急性肝炎或慢性肝炎活动期，应绝对禁止性生活，以避免过度劳累，加重病情，以及通过性接触传染他人。因为性生活时，血液循环加速，心脏工作负荷加大，血压升高，脉搏增快，呼吸急促。有资料证明，一个人性生活所付出的能量，相当于参加 100m 短跑比赛。这样大的体力消耗，对于需要休息的肝病患者是极为不利的。祖国医学认为，肾藏精，肝肾同源，肝脏在肾精的滋养下，才能正常的工作，肾精不足则肝失其所养，导致肝血不足，从而使病情加重。患肝炎的妇女应避免服用避孕药，因避孕药中的雌激素，必须在肝脏内分解灭活，加重肝脏负担。对于急性肝炎恢复期和慢性肝炎稳定期，性生活宜节制，并以使用避孕套为佳，以防止传染。

肝病患者怎样补充蛋白质

维持人体日常生活的正常生理代谢所需蛋白质，每日大约是 70g

左右，而肝病患者因肝脏修复，故需要量要大一些，每日量应维持在 100g 左右。

富含蛋白的食物主要有鱼类、蛋类、奶类、动物的瘦肉，以及各种豆制品，在补充蛋白质的过程中，应做到动植物蛋白搭配、均衡，从而保证不同氨基酸的摄入。

蛋白质虽然非常重要，但并非越多越好，如果供应量超出每天的需求量，则会增加肝脏的负担，增加脂肪的合成，严重者则导致脂肪肝。

肝病患者为何要补充多种维生素

维生素在肝内存在很丰富，它们直接参加肝脏的各种物质的代谢，维持细胞的基本功能及物质代谢所需酶的活性。例如维生素 B 缺乏会导致人体的一种氨基酸——色氨酸的代谢异常；维生素 C 参与肝细胞内胆固醇的转化，使其形成胆汁酸，最后形成胆汁排出体外，从而降低体内胆固醇的含量，并与解毒功能有关。再如维生素 E 有保护细胞膜及细胞内的一些膜系统的作用，维持细胞的正常结构。因此肝病患者应补充大量的维生素，以保证机体的代谢功能正常，促使肝病患者早日康复。

肝病患者可以饮茶吗

现代药理研究证明，茶叶中含 400 多种化学物质，可以治疗放射性损伤，对保护造血机制，提高白细胞数量有一定功效。可用于治疗痢疾、急性胃肠炎、急性传染性肝炎等。

肝病患者急性期，特别是黄疸性肝炎，多为湿热为主，因此饮茶可达到清热利湿的治疗作用。肝病患者饮茶，应以绿茶为主，因经加工的红茶，其清热作用已经很弱。

肝病患者饮茶应适时适量，饭前尽量避免饮用，因饭前饮水量过多，可稀释胃液，影响其消化功能，故饭前尽量少饮用，且肝病患者忌饮浓茶。

肝病患者的饮食禁忌

（1）肝炎患者绝对禁止饮酒，酒精可以引起肝细胞的急性损伤，转氨酶上升，加重肝炎病情，导致脂肪肝、酒精性肝炎和肝硬化。

（2）对一些刺激性食物，如姜、葱、辣椒等应少食为好，因为这些都属于辛辣之品，可以助湿热，使肝脏湿热加重，从而导致临床症状加重。

（3）尽量避免油腻煎炸之品，因其不易消化，同时易生湿生热，不利于疾病恢复。

（4）饮食以天然食品为主，尽量避免食用合成方便食品，因其或多或少都有一些人工合成的色素、防腐剂。同时在食用天然食品时，尽量洗净，以免上面的农药加重肝脏的损害。

（5）急性黄疸性肝炎为湿热内盛，因此在饮食上忌食辛热之品，如韭菜、羊肉、鸡肉、八角、茴香、丁香、胡椒等。

（6）肝硬化患者因为门静脉高压而致不同程度的静脉曲张，主要有食管静脉曲张、胃内静脉曲张及食管下端静脉曲张，如果饮食不注意，很容易导致这些静脉破裂，出现消化道出血，诱发肝昏迷，严重者导致死亡，因此，肝硬化患者应避免食用生硬、带刺或带骨的肉类，以及含植物纤维素过多的蔬菜，因这些食物很易伤及曲张的静脉。

肝病患者为何宜多吃西瓜

西瓜性寒，具有清热解暑、除烦止渴、利尿降压的作用，可以治疗许多热盛津伤的热病，古人称之为"天然白虎汤"。西瓜中富含大量的糖、维生素，还可以清热利湿，使体内的湿热从小便而解。

现代研究证明，西瓜汁及皮中所含的无机盐类，有利尿作用；所含的苷，具有降压作用；所含的蛋白酶，可把不溶性蛋白质转化为可溶性蛋白质。因此对肝病患者非常适合，是天然的治肝炎的食疗"良药"。

为何说肝病患者饮用酸奶比鲜奶好

酸奶中含有大量的优质蛋白和多种营养成分，同时还含有乳糖酶和大量的酵母菌，其乳酸杆菌进入人体肠道内，可繁殖生长，抑制和杀灭肠道内的腐败菌，减少肠道内细菌分解蛋白质产生氨等有毒物质，同时乳酸杆菌的大量繁殖生长，使肠道内呈酸性环境，减少氨的吸收，对于肝脏患者，特别是肝硬化患者是非常有益的。急性肝病患者每日服酸奶200g左右为宜，恢复期以2～3瓶/日为宜；肝硬化患者以每日1瓶为宜。

肝炎合并糖尿病的患者怎样安排饮食

肝病患者需高能量来促进肝细胞的再生和修复，而糖尿病患者则要求低糖饮食，因此合理安排肝炎合并糖尿病患者的饮食是非常重要。

人体热量的主要来源为碳水化合物、蛋白质、脂肪，每克碳水化合物和每克蛋白质在人体内代谢产生的热量为 4 千卡，每克脂肪产生的热量为 9 千卡。此类患者每日成人供应热量约 2000 ~ 2300 千卡为最好。同时，体重较轻的患者应供应足够的能量以恢复体重，饮食热量可比此要求高一些，而较重患者要减肥，饮食上热量供应可低一些。

肝病患者首选的食品为豆制品，它不仅提供大量的蛋白质，而且不含胆固醇；其次为肉类，肉类的选择应以低脂肪为原则，以鱼肉、兔肉、牛肉为主。主食应以粗粮为主，因其淀粉含量低，同时含有大量维生素、微量元素等。对于水果，应少食为宜，因其糖含量过高。对于维生素的补充可通过食用大量生蔬菜，如黄瓜、西红柿等获得。

有溃疡病史的患者患肝炎后的饮食禁忌

溃疡患者对饮食的要求是比较特别的，如生冷、不易消化等食物，极易诱发和加重病情。这是由于食物在胃内滞留时间过长或冷凉等刺激，加大胃酸分泌量，加重病情，故对一些油炸品、含纤维素过多的食物如韭菜等，尽量少吃，同时，产酸过多的食品如地瓜、糖、咖啡、菠菜、巧克力等食物也应尽量避免。

首先，应食用高蛋白易消化的食品，如牛奶、蛋、鱼等，特别强调的是，酸奶不仅可以提供大量的优质蛋白，而且对溃疡患者有益。

其次，应做到少食多餐，如果每次进餐过多，不仅加重胃肠负担，而且会使胃酸分泌过多，不利于溃疡的愈合。

再次，脂肪饮食虽然可以抑制胃酸分解，对溃疡病有利，但肝病患者胆汁分泌异常，影响脂肪代谢，同时脂肪过多，会加重肝脏负担，长期过食，还会诱发脂肪肝。

病毒性肝炎合并脂肪肝的饮食禁忌

对于病毒性肝病患者，在适度的前提下，供应足量的碳水化合物，如糖等，对肝脏的代谢及肝细胞的再生修复是有利的。但是高碳水化合物又是造成肝病患者肥胖和脂肪肝的主要原因之一，因此对此类患者应合理安排饮食。

首先，一天的热量供应要控制在每千克体重 30 千卡左右，对于肥胖者应控制在 20 千卡上下。而且，食物的搭配上，要禁食纯糖类食物，蛋白的供给量要充足，碳水化合物如米饭、馒头等，每日控制在半斤左右。对于脂肪的摄入，应以植物油为主。但如果严格限制脂肪的摄入，就会影响到一些脂溶性物质，如维生素 A 等吸收，故植物油每日量要控制在 30g 以内。

硒在防治肝病中的作用

人体对硒的需求量虽然很低，但硒在人体中的分布和作用都是很广泛的，它是人体中的一种酶——谷胱甘肽过氧化酶的组成部分，有保护细胞膜完整性的重要作用，同时能增加细胞的免疫功能，提高嗜中性粒细胞和巨噬细胞吞噬异物的作用，增加免疫球蛋白 M、G 的产生。研究证明：含硒量高的食物，可明显抑制大鼠肝脏炎症的发展，如果食物中含硒量过低或缺乏，那么乙型肝炎表面抗原阳性率及肝癌的发病率就增高。

含硒的食物非常多，含量较高的有鱼类、虾类等水产品，其次为动物的心、肾、肝。蔬菜中含量最高的为金花菜、荠菜、大蒜、蘑菇，其次为豌豆、大白菜、南瓜、萝卜、韭菜、洋葱、番茄、莴苣等。

锌与肝脏功能有什么关系

锌每日摄入 6 ~ 14mg，约 1/4 被吸收，进入血浆与白蛋白、游离氨基酸结合被肝细胞摄取,附着于代谢酶,20%在毛发、皮肤、指甲,50%沉积于肝内。锌从胆汁中排泄。

缺锌可使血氨升高,诱发肝性脑病,患者可出现神志不清。锌可以维持体内物质代谢所需酶的活性,维持酸碱代谢平衡和人体的正常生殖功能。同时缺锌对细胞免疫功能有明显影响,可造成淋巴细胞总数减少,从而使患者容易并发病毒或细菌感染,不利于疾病的恢复。

含锌的食物都有哪些

主要有动物的瘦肉、肝脏、蛋类及牡蛎等,植物果实的坚果类含量较高,如花生、核桃等,水果中苹果的含量为最高,另外还有豆腐皮、黄豆、白木耳、白菜等。

中药中的枸杞、熟地、桑葚、人参、杜仲等含锌量较高,对于肝病患者的治疗很有效。

醋是肝病患者的食疗佳品

食醋,味酸性温,入肝、胃经,具有活血散瘀,消食化积,消肿软坚,解毒的作用,能养肝,健胃助消化,增进食欲,并有一定的杀菌作用，是食疗中的佳品。

食物中加入少量食醋，还可以促进钙、磷等矿物质的溶解，有利于人体的吸收；同时在煮肉类食品时加少量食醋，可使肉类易熟、易烂。

但醋味酸，易恋邪，少食虽有益，但食用过量，亦易致病邪不易祛除，使病程延长，不利于病情的好转。

对于肝昏迷的患者可以用白醋保留灌肠，使肠道保持酸性环境，减少肠道内氨的产生吸收，对缓解病情有一定的帮助。

练气功可以防治肝炎吗

气功可以提高人体的免疫力，增强体质，增强气功锻炼，机体内部调节功能加强，用自身的力量杀灭肝炎病毒，对机体，对肝脏起保护作用，同时气功可以增强机体各个系统的功能，对消除肝病患者的临床症状有积极的意义。

肝病患者可以选择的几种气功疗法

（1）静养功：患者两脚与两肩等宽，自然站立，两肩自然下垂，两目平视前方，微闭，舌顶上腭，入静，加强意念，然后两下肢微变曲，吸气提肛后，用鼻呼气，真正做到"形松意紧"，但呼吸要均匀细长，连续几次。

（2）排气功：姿势同前，入静，加强意念，然后两下肢微曲吸气提肛，同时两手自丹田（脐下四指）缓缓上升（掌心向上）至胸部；用鼻呼气时两手自胸部、肝区脾区缓缓按下，气沉丹田，连续24次。呼吸时患者若感口中有唾液应咽下，此为津液，有润滑食道，增加消化功能的作用。本功法能活血化瘀，通利气机。

（3）吞气功：两脚与两肩等宽，自然站立，两肩自然下垂，大口吸气，同时两手掌心向上缓举至百会穴（头顶正中），然后吞气一口，同时自然呼气，两手掌心向下自百会穴徐徐贯气于丹田。连续24次，患者感觉丹田处有肠鸣声。该功法能增强胃肠蠕动，提高消化功能。

（4）放松功：两脚与两肩等宽自然站立，两下肢微变曲，舌顶上腭，呼吸时两手握拳至丹田处轻轻拍打，由里向外弧形往返移动24次，然后两拳拍打自下而上24次，全身放松，自然呼吸，气沉丹田。

肝病患者饮食疗法的搭配原则

肝脏病患者，尤其是常见的慢性乙肝表面抗原长期阳性者、各型慢性肝炎、肝硬化的治疗，除精神、药物和动静结合的体疗外，最基本的需要则是饮食疗法。1948 年以前，肝病饮食疗法以保护受损肝脏为目的，主张高糖、低蛋白、低脂饮食。而近 30 年来，肝病的饮食疗法是按美国巴蒂克博士的"三高一低"，即高蛋白、高糖、高维生素和低脂肪。利用这种疗法对减少肝硬化并发腹水，协助肝细胞修复，延长生存期均有一定效果，但肝病后发胖，引起脂肪肝的患者不在少数。现在认为给患者过多的糖和蛋白质，还不如给他们每天提供多样化的饮食类别、计量指南和均衡良好的饮食内容，尽量减少不必要的额外食品。而且要使饮食内容及烹调技术要求尽可能适应个体需要。让肝病患者了解基本营养知识，最重要的是让肝病患者保持良好的食欲，科学地把饮食热量控制在 7531 ～ 9204KJ（1800 ～ 2200kcal）之间，可以少食多餐，每餐吃到八分饱为宜。

🔵 肝病患者在恢复期可选用哪些食物

五谷杂粮等含淀粉类食物以及各种水果、蜂蜜等，能供给糖分，以补充日常生活所需热量，增进肝脏的解毒功能。

芝麻、花生、大豆、菜籽、玉米、葵花子、椰子等食物及其植物油，蛋黄、牛奶及少量动物性油脂等，可为肝病患者提供脂肪酸，补充热量，帮助脂溶性维生素的吸收。

鱼、虾、贝类，牛、羊、猪的瘦肉，禽蛋类、花生、核桃、大豆、大麦、标准米、标准面、小米、玉米等是常用的补充蛋白质的食品，它们都能促进肝细胞的修复和再生，补充机体代谢消耗，提供一定热量。

烹调方法影响肝病患者对营养素的吸收吗

烹调技术直接影响食品的营养成分。如肉类食品的烹调一般有红烧、清炖和快炒三种。但从保存食品维生素着眼，清炖瘦猪肉将破坏 $60\% \sim 65\%$ 维生素 B_1；用急火蒸时维生素 B_1 损失约 45%，而炒肉时损失仅为 13%。因此做荤菜时可尽量采用急火快炒的方法。至于做蔬菜则要先洗后切，切后尽快下锅，同样急火快炒，炒时可加些肉汤或淀粉，可使色香味美，而且对蔬菜中的维生素 C 具有稳定作用。骨头做汤时设法敲碎并加少许醋，可以促进钙、磷的溶解吸收。

做主食时，淘米搓洗可使大米中的 B 族维生素损失四分之一。米饭先煮后蒸可使 B 族维生素损失 50%，因此应该反对捞饭。肝病患者宜吃焖饭或钵蒸饭。煮稀饭加热，几乎可使 B 族维生素全部破坏，应注意避免。有人认为用鲜酵母发面，用 75% 玉米面加 25% 黄豆面蒸窝窝头，可减少维生素 B_1、B_2 的损失。菜汤、面汤、饺子汤中含有食物的 30% ~ 40% 水溶性维生素，适当提倡喝汤并不是小题大做。另外油炸食品宜少吃，因为油条、炸糕中的维生素 B_1 几乎都被破坏了，而且脂肪加热到 500℃ ~ 600℃时，会产生致癌烃，长期大量吃油炸食品者容易患癌症。总之，一般饮食烹调的营养要求，同样适宜于肝病患者。通常认为，烹调时，色宜美，味宜鲜，多选素油，少放盐分，主食多蒸煮，副食少煎炸，是肝病患者合理烹调的基本要求。随着地区、风俗、时令、季节和男女老幼肝病患者的具体情况不同，旨在有利于食品营养素的保存和吸收，烹调方法不能要求千篇一律。

肝病患者应怎样选用滋补品

肝病患者多有湿热、瘀滞等证，一般是忌用滋补品。少数迁延性肝炎或肝硬化患者，脾胃虚弱或肝肾阴虚，可以适当选用滋脾养肝之品。注意事项如下。

（1）在滋脾养肝、抗衰老药的选择上要注意去伪存真。据统计，

1988 年底，全国生产人参蜂王浆的厂家就发展到 290 多个，规格有600 多种。经抽样检查和实验研究发现，绝大多数人参蜂王浆中人参有效成分含量极低，有的甚至根本查不到。众所周知，蜂王浆产量有限，而且王浆采集后在常温条件下 1 周以上就会失效。因此绝大多数的"王浆"不过是蜜糖罢了。专家认为，人参很容易水解，目前生产人参蜂王浆的工艺，都很难保证人参不被水解。当你选用滋脾养肝、抗衰老药物时，一定不要光听广告宣传，必要时应该请医生和专家协助你去伪存真。

（2）选用天然食物营养最佳。由于沙棘、刺梨和猕猴桃含有丰富的微量元素，其饮料有的已作为宇航员的必备食品，有的则作为防治冠心病和慢性肝病的保健制剂。现代人已开始认识到，在生活中最佳的营养来源应该是每天食用搭配合理的天然食物。一个人要保持身体健康，应了解起码的营养知识，迷信吃药和补品都有害无益。古人云："药补不如食补。"目前对大多数城乡居民来说，只要不偏食，注意五谷为养、五果为助、五畜为益、五菜为充，加强合理烹调，每天保证热量在 7531 ~ 9204KJ（1800 ~ 2200kcal）之间，可不必担心营养不够。

肝病患者为何不能吃太多水果

饮食要讲究营养，更要注意适量。肝病患者每天适当吃点水果，有益于健康。如果吃得太多，就会加重消化器官的负担，导致消化和吸收功能障碍。如橘子吃多了，容易"上火"，引起咽喉肿痛、嗓音嘶哑；梨吃多了会伤脾胃；柿子吃多了大便会干燥，原有痔疮的人就会便血；荔枝吃多了会出现四肢冰冷、无力、腹痛、腹泻；未熟透的葡萄、苹果中含有较多的酸类和发酵的糖类，对牙齿有腐蚀性，易造成龋齿。据报道，75% 的 7 岁以下儿童对水果中含的果糖吸收不好，家长过量给患肝炎的孩子吃水果及果汁，不仅影响孩子们正餐的食欲，还由于大量果糖不得不从肾脏排出，容易引起尿液变化，出现"水果尿"，就有可能引起肾脏病理性改变，从而为肝功的康复制造障碍。

澳抗携带者生活中要注意什么

绝大多数乙肝表面抗原阳性的成年人都在不同岗位上坚持着学习和工作。但从生理上讲，乙肝表面抗原阳性者的机体中存在着免疫缺陷，从医疗上要求应比正常人更注意休息。

（1）首先要消除眼睛的疲劳。提倡乙肝表面抗原阳性者除要保证每晚 7～8 小时睡眠外，中午最好能午休半小时。另外长期过多地看书读报或用眼，常常会影响肝功变化。工作、生活、看书、写字超过 1 小时者应以视远观景 5～10 分钟作为休息；开目注视搞研究或雕刻的人员应学会闭目养神 10 分钟作为休息。眼睛疲劳过度，看一看绿色的草坪或树木，以解除劳累。

（2）用交叉工作法达到积极休息。脑力劳动时间持续 2 小时后可换为体力劳动或做操运动一下，常是驱走疲劳的积极办法；上班时精神过于集中在办公书写和思考上，下班时提壶开水，买菜做饭亦可算是积极休息。

（3）有爱好，就能劳逸结合。上班时的精力集中，紧张的脑体劳动常使你筋疲力尽，没精打采，但只要你有爱好，如养花赏花，打扑克，下象棋，练习书法绘图，喂小鸟，唱京剧，哼小曲等娱乐生活，就可使你精神放松，消除疲劳。

（4）注意动静结合和自我保健。工作学习搞得你头晕眼花，休息时间争取去田间小径、公园娱乐场所走一走，或找个僻静处与友人、亲人散散步，聊聊天，吃顿"野餐"。学会久动后以静休息，久静后以动休息，动静结合不仅能健身，还能养心和保肝。当你白天奔波走累之后，可以用热水烫脚消除疲劳；当你站立劳动腰酸腿痛时，可用捶腰揉腿自我保健；思考累了，闭目按摩上下眶、内外眦、天柱、太阳穴3～5分钟，就能使你消除疲劳。

澳抗携带者饮食和用药的禁忌

（1）患病切勿乱用药。

（2）一般中药并非无毒。凡含马兜铃成分的植物药的制剂，有促发癌生长的嫌疑。由此可见，中草药的毒副作用，还有待用现代新技术和新手段去作进一步研究。

（3）食用半生不熟的扁豆会中毒。扁豆含有皂素和植物血凝素。前者对消化道有较强刺激性，可引起上吐下泻，并能破坏血液中的红细胞；后者有凝血作用。如果热锅快炒或蒸焖加热不够，这两种物质就成为毒素引起食物中毒。扁豆（豇豆）虽然营养丰富，但加工不妥，可以中毒添病，而扁豆中的两种毒素均不耐热，只要把扁豆加热做熟，就可防止扁豆中毒。

肝病患者在恢复期的注意事项

（1）正确对待疾病，保持心情舒畅，树立战胜疾病的信心。中医认为"怒伤肝",因此处事待人要胸怀宽广,冷静,保持乐观情绪,有利于身体恢复健康。

（2）预防各种感染。慢性肝病患者机体免疫功能低下,在病中或病后极易被各种致病因子感染,引起感冒、支气管炎、肺炎、泌尿系感染、皮肤感染等,这样会使已恢复或静止的病情,再度活动和变化。

（3）防止疲乏。恢复期不一定绝对卧床休息,对于散步、打太极拳、轻度家务劳动可以量力参加,以不疲乏和劳累为标准,有利于机体血循环,增强内脏器官的功能。要避免刚出院就进行较剧烈活动。急性肝炎要有1年的肝功稳定,慢性肝炎要有2年以上稳定,方可从事繁重工作和较剧烈的活动。

（4）在医生指导下用药。不要随便用药,特别是不要用药过多,因为许多药物都要经过肝脏代谢,会加重肝脏负担,尽可能少用药,以达到保护肝脏的目的,特别要少用对肝脏有害的药物,如巴比妥类安眠药等。

（5）定期复查肝功。一般急性肝病患者需半个月至1个月检查1次。急性肝炎恢复期或慢性肝炎可每1~3个月检查1次,还应以自我感觉为主。再次出现乏力、食欲减退、尿黄等情况需及时检查。但是否精神好、食欲好就意味着肝功正常呢?大量事实证明不是这样的。不少急性肝病患者急性期症状消失，但肝功能并未正常，如不继续坚持治疗就有可能使病程迁延，导致慢性肝炎。也有不少慢性肝炎症状不明显，但病情仍在进展，直到发展为肝硬化腹水才来就医，这样已为时已晚。应定期检查身体，复查肝功，为医生指导治疗提供依据。